優生学と人間社会

生命科学の世紀はどこへ向かうのか

米本昌平＋松原洋子＋橳島次郎＋市野川容孝

講談社現代新書

目次

・各章の本文中の引用のうち、訳者名を記さないものは、すべてその章の筆者の訳です。
・右の訳文を含めた本文中、社会的・身体的・精神的差別につながる語句が用いられている箇所がありますが、本書の主旨である優生学とその歴史の再検討のために必要な歴史的資料の中の用語として、また当時の時代状況を反映した語として、その意味を正確に伝えるため、そのまま用いました。
・引用文中の〔　〕は、各章筆者による註です。

はじめに

櫛島次郎

「優生思想」というタブー

一九九六年六月、日本の国会で、優生保護法という五〇年ほど前に作られた法律の改正案が可決・成立した。この法律は不妊手術と人工妊娠中絶について定めた法律だが、そのうち、法律の名前の「優生」の二文字が削られ「母体保護法」に改められたことと、法律の目的を定めた第一条の「優生上の見地から不良な子孫の出生を防止する」という文言が削除されたこと、それに不妊手術を強制できる規定を廃止したことが、改正の主な内容だった。

どうしてこうした改正が行われたのだろうか。法案の趣旨説明によると、「この法律の……不良な子孫の出生を防止するという優生思想に基づく部分が障害者に対する差別となっている」からだという。国内問題としてだけでなく国際的にも、「優生」を冠した法律があることは非難の対象になるという意識もあった。提案者の議員は、「国連（人権委員会）にでも持ち出されたらどうしようもない」から、改正を急ぎたいと新聞のインタビューに答えている（「朝日新聞」一九九六年二月一四日）。

そのように現代社会では、「不良な子孫の出生を防止する」という考え方や「優生」という二文字は、強く否定すべき一種のタブーとされているのである。優生思想、あるいはそれに基づき人種の改良の体系的展開を目指した優生学という科学・運動がかってあった、だがそれは二度と繰り返してはいけないものだ、という認識が、その背景にある。

出生前診断への批判

分子生物学の進展と遺伝子組み換えなどの遺伝操作技術の発達は、人へも応用されてさまざまな先端医療を生み出した。そうした医療技術もまた、優生思想につながるからいけないという危惧や非難を巻き起こしてきた。なかでも最も槍玉に挙げられるのが、胎児診断による選択的中絶、とりわけ体外受精卵の遺伝子診断（着床前診断）と、生殖細胞の遺伝子治療だろう。

母親の子宮の中にいる胎児の染色体や遺伝子を調べて生まれる前に異常がないかどうか調べることを、出生前診断という。たとえば、おなかに針をさして羊水を取り検査をすると、二分脊椎やダウン症などの障害を持って生まれるかどうかが診断できる。その診断結果に基づいて人工妊娠中絶することを、一般の中絶と区別して、選択的中絶という。日本では一九七〇年代に、この羊水検査を一部の地方自治体が率先して普及させようとしたことに対し、優生思想に基づく障害者の抹殺だとして激しい反対運動が起こり、実施計画が中止されるということがあった。

さらに九〇年代に入ると、胎児の段階よりもっと早く、八細胞期くらいの受精卵の段階で、細胞を一つ取り出して染色体や遺伝子を調べる技術が開発された。体外受精をして子宮に戻す前に診断を行うので「着床前診断」という。受精卵の遺伝子診断である。まだ世界でも実施例は少なく実験段階の技術だが、これによれば異常のない受精卵を選んで子宮に戻せばいいので、異常が見つかった胎児を中絶せずにすむと、支持する医師らがいる。

だが日本では、一九九三年に鹿児島大学がこの着床前診断を臨床実施しようとしたところ、マスコミで取り上げられ、障害者団体などから激しいクレームがついた。「受精卵遺伝子診断『優生思想を助長』障害者団体など承認の動き警戒」(「毎日新聞」一九九八年四月一八日付)などという見出しで大きく報じられ、異常のない受精卵を選んで出生させることは、優生思想に基づく障害者差別につながるものと非難されたのである。鹿児島大学は実施是非の検討を日本産科婦人科学会に委ね、同学会は九五年以来何度かこれを容認しようとしたのだが、そのつど激しい反発を受けて結論を先送りにしてきた。その後学会は、二度の公開討論会を開くなどして、ようやく九八年六月の理事会で、事前に個別審査することを条件に実施承認に道を開くことを決定した。だがその後も反対は続いており、学会も慎重な対応を余儀なくされている。

遺伝子治療は優生思想につながるか

現在行われている遺伝子治療は、病気の原因になる遺伝子を直接「治療」するのではなく、病気に関係のある遺伝子素材を人体に投与する技術だ。この技術が実用化に近づいた一九八〇年代には、その是非が激しく論議された。九〇年に第一例が行われ、その後九九年までに世界で約四〇〇もの治療試験が行われるようになった遺伝子治療はすべて、血液細胞や組織、臓器の細胞に遺伝子を移し入れて患者に投与するものだ。これを体細胞の遺伝子治療という。

一方、精子、卵子や受精卵に遺伝子を移し入れることで、そこから生まれてくる患者の細胞すべてに広く行き渡らせ、子孫代々にまで伝わる永続的な治療効果を得ようとする方法も研究されている。これを生殖細胞の遺伝子治療という。生殖細胞の遺伝子治療は今のところ、安全かどうか、子孫にどのような影響があるか、まったく未知数で、効果のある確実な方法はない。そのため日本を含め先進諸国では、人への実施は現段階では認めないと決めている。

生殖細胞の遺伝子治療に対する最も大きな懸念は、生殖細胞を操作する技術が完成されれば、病気の治療にとどまらず、身体的・知的性質の改善にも使われるようになるというものだ。一例を挙げれば、身長を伸ばす成長ホルモンはすでに小人症の治療に使われている。このホルモンを作る遺伝子を受精卵に入れれば、代々背丈の大きな人を生み出せるようになる。これは医療の範囲を超え、人種の改良という優生学の実践になるので、倫理的に許されないという議論がなされている。フランス医学界の大御所ジャン・ドセーは、一九八八年のヒトゲノム計画国際協力会議で、「ナチ(の優生政策)のような非道につながるから」、生殖細胞の操作にモラトリアムをかけ、受精卵の遺伝子治療の試みを禁止すべきだと提案した。

だが、将来は生殖細胞の遺伝子治療が必要になるという医学者や倫理学者も少なくない。体細胞の遺伝子治療が成功しても、治療を受けた患者は自分の病気は治るが、その原因になる遺伝子を依然持ったままで、それを子孫に伝えてしまう。すると代々体細胞の遺伝子治療をし続けなければならない。それよりも生殖細胞の遺伝子に手を加えて、一代で治療を終わらせるほうが効率的だというのである。

これに対して、効率をいうなら、着床前診断をして、病気になる遺伝子を持っていない受精卵だけ子宮に戻すのがいちばん効率的だ、遺伝子治療は必要ないという反論が出てくる。生殖細胞の遺伝子治療を行うには、体外受精をしていくつもの受精卵を試験管のなかでつくらなければいけない。だったらその中から異常のない受精卵を選べばいいので、わざわざ異常のある受精卵の遺伝子治療をやることはないというわけだ。

だがそうすると、受精卵の遺伝子診断は「よい」生命だけ選ぶことになり優生思想を導くので倫理的に許されないという議論に戻ることになる。あるアメリカの倫理学者は、受精卵の遺伝子診断こそ「人々に優生運動の行き過ぎの歴史を思い起こさせる」と断じる。社会が特定の遺伝子型を持つ人々の出生を許さないことで、その遺伝子型を持つ人の価値をほかの人たちの価値より低いものとしてしまうからである。このように、人の生殖細胞の遺伝子操作は、必ずどこかで、優生学につながるからいけないという懸念と批判にぶつかることになる。

本書の構成とねらい

遺伝子の操作は、生命の核心に手を触れるという特別のタブーの意識を人に起こさせるようだ。国際的な論争を巻き起こしている遺伝子組み換え食物への抵抗感は、その一つのあらわれだろう。これは植物の遺伝子操作だが、人についても、この一〇年で人の遺伝情報のすべてを調べるヒトゲノム研究が大きく進み、病気や障害の遺伝的素因を直接操作して診断や治療を行う「遺伝子医療」の時代が来たとされる。そこには大きな期待が寄せられているが、それと同時に、やはり何がしかの不安も混在しているようだ。

そのとき医学研究や医療の行き過ぎに対する歯止めとして拠り所にされてきたキーワードの最たるものが、「優生思想につながるものはいけない」という言い方だった。この、「人の遺伝子操作は優生思想につながる、危険だ」という問題のたて方は、現代の医学・医療倫理の出発点として、一定の歴史的根拠を持ってきた。少なくともそういう認識が、第二次大戦後の数十年のあいだに、いつのころからか共有されるようになり、今日に至っている。

でははたして現代社会は、遺伝子を扱う技術を発達させたことで、優生学や優生思想が理想としていたことを実現していくようになるのだろうか。この問いに答えを見出すためには、過去の事実をよく知らなければならない。優生思想、優生学とは何だったのか。その歴史的実態は、どんなものだったのか。それを明らかにすることが、本書の第一のねらいである。

あらゆる歴史がそうであるように、ひとくちに優生思想、優生学といっても、そのありようは、時代、国によってさまざまである。そこで本書では、国・地域別に、「優生学」の名の下に何が語られ、行われたかを見る。そしてそれぞれの国の過去の歴史が、その国の現在の問題への対応にどのように影響しているかを見る。

まず第一章では、イギリスで優生学という学問が生まれた経緯と、それがアメリカで学問としてだけでなく実際の政策としてどのように展開されたかを検証する。優生学が悪いものとして批判の対象になったのは、アメリカでは一九七〇年代になってのことだった。その経緯と意味をここでは明らかにしてみたい。

第二章と第三章では、ドイツと北欧における優生学の歴史をふりかえる。「優生学」という言葉を聞いて、すぐにヒトラーとナチスのことを思い浮かべる人は、読者の中にも、きっと多いだろう。確かに、ナチス政府が一九三〇年代に開始した優生政策は、その規模、その暴力性において、歴史上、例を見ないものだった。しかしながら、優生学をヒトラーとナチスにだけ閉じ込めて理解するならば、歴史的事実の多くを逆に見落とすことになる。ドイツでは、ナチス以前のワイマール共和国の時代に、優生政策の素地が徐々に形成されていった。北欧のデンマークでは、ナチス・ドイツよりも早く断種法が制定され、またスウェーデンでも、最近問題となったように、実質的には強制と言える、優生学的な不妊手術が一九三〇年代以降、五〇年代に至るまで実施されていた。ワイマール期のドイツと三〇年代の北欧諸国に共通するのは、福祉国家の形成ということである。この二つの章では、相対するものとして考えられがちな福祉国家と優生学が、実際には密接に絡みあっていたという事実について、考えてみたい。

第四章では、優生学の空白地帯といわれ、これまであまり取り上げられることのなかったフランスの歴史を見る。フランスにも英米やドイツと同じように、優生学的な学問や政策論議はあったが、それが国家の手によって大々的に実施されることはなかった。私的診療の中で家庭医としての医師が「いい結婚」や「いい子づくり、育児」の方法の相談にのる程度にとどまったのである。どのようにして、なぜそうなったのかを、この章では概観してみたい。

第五章では、太平洋戦争後の優生保護法の展開に焦点を当てて、日本の優生学の歴史と現在につながる問題を検証する。日本では、戦前に模索されはじめ積み上げられていった優生学の学問と政策が、本格的に実施されたのは戦後だった。この事実は、優生学＝ナチス・ドイツ＝軍国主義／全体主義の戦前日本、という強い連想の陰に隠れて、これまであまりはっきり認識されてこなかったのではないだろうか。この章では、そうした連想自体が、戦後日本の文化国家／福祉国家建設における優生政策の展開とそれに対する反発の中から生まれてきたものであることを、明らかにしてみたい。

最後に終章では、これらの国と国、過去と現在の比較を通して、はたして現代社会は「優生社会」へ向かう契機を持っているのかどうか、じっくり考えてみたい。それを明らかにすることが本書のいちばんのねらいである。そうすることで私たちは、私たちがよくないと感じる優生学、優生思想とどう距離をとればいいのかを考える土台を手に入れることができるだろう。また、身近で具体的な問題として、出生前診断や遺伝子治療などの遺伝子を扱う先端医療技術にどう対応すればいいのかを決めるうえで、一つの足場を手に入れることができるだろう。

第一章

イギリスからアメリカへ——優生学の起源

＊

米本昌平

一九世紀自然科学主義

優生学の歴史は、チャールズ・ダーウィンのいとこであるフランシス・ゴルトンから始めるのが普通である。それはゴルトンが、一八八三年に『人間の能力とその発達の研究』という本の中で、優生学（eugenics）という言葉を鋳出したからである。そのため彼は優生学の父と呼ばれてきた。

しかしこの点をあまり強調しすぎると、優生学の歴史を読み誤ることになる。ここではゴルトンは、eugenics をギリシヤ語で「良いたね」を意味するとし、一般の生物と同様に人間の優良な血統をすみやかに増やす諸要因を研究する学問的立場、と漠然と述べただけであった。

ゴルトンは、人間の才能がどの程度遺伝に因《よ》るのかを明らかにしようとして、その研究生活の早い時期から家系に関する資料を集め、統計学的手法でこれを解明しようとした。しかし、優生学を本格的な学問として展開したのは、晩年になってからである。彼は一九〇一年の人類学会で、「既存の法と感情の下における人種の改良の可能性」という論文を発表し、関係者から好意的な感触を得た。これが自信となり、一九〇四年にロンドンで開かれた第一回イギリス社会学会で「優生学——その定義、展望、目的」という講演を行った。

こうして優生学は、二〇世紀という新しい時代の幕開けとともに多くの知識人の心をとらえるようになったのである。それにしても、なぜ発表の場が第一回社会学会であったのだろうか。この点を理解するためには、その背景に目を向けなければならない。

優生学史を語るには、どうしても、一九世紀後半の、欧米世界における知の構造的変動までを視野に入れる必要がある。一八五九年の暮れにダーウィンの『種の起原』が出版されるまでの長い間、生物学とキリスト教とは濃密な共生関係にあった。生物や人間の合目的性こそは、創造主が存在することの有力な物証と考えられたからである。ところが、この本の出現によって、キリスト教的な自然解釈は大きな打撃を受けた。しかもこのことは、キリスト教信仰と同時に与えられていた安定した世界解釈や、それに立脚した人生への指針、倫理の基盤などを連鎖的に崩壊させていく危険を含んでいた。西欧人は深刻な哲学的混乱に陥った。

生物学としての進化論は、まもなく多くの科学者が認めるところとなったが、自然科学とキリスト教信仰との間に生じてしまった亀裂を、世界観としてだけではなく、倫理や魂の救済をも含めた、全哲学の中のどの次元の問題と考えるかで、その危機の意味も異なっていた。この危機に対処するためにさまざまな哲学が試みられたが、その流れの一つが一九世紀自然科学主義とでも呼ぶべき傾向である。

ここでいう自然科学主義(scientific naturalism)とは、人間のふるまいやその社会までも含む一切の現象を、非擬人主義的、非超自然的、自然科学的に統一的に解釈しようとする哲学的傾向のことである。具体的には、唯物論、一元論、自然主義、実証主義、自由思想、不可知論などの基本に流れる姿勢で、一言でいえば、キリスト教的世界解釈の崩壊の後を埋める一群の経験論的な代案のことである。

社会ダーウィニズムとは何か

こうして一八七〇年代以降、人間やその社会を、ダーウィン的原理を通して解釈しようとする試みが現れはじめた。一九世紀末から第一次世界大戦の直前まで大流行したこの一群の思想を、ここでは一括して社会ダーウィニズムと呼ぶことにする。

この時期、イギリスではT・H・ハクスレーが、ドイツではエルンスト・ヘッケルが、何十年にもわたって、人間とサルとの連続性を繰り返し説いてまわった。そして、この進化論の啓蒙が成功すればするほど、社会ダーウィニズムも砂に水が染み込むように浸透していった。先鋭的な知識人は、たったいま宗教的迷妄を打破してみせた自然科学こそ、合理的で確実な新しい倫理や生活規範の根拠を提示してくれるものと信じた。彼らは、社会科学の分野でおびただしい数の社会ダーウィニズムの諸学説を産出し、さらには自然科学に立脚した新しい生活改善運動を生み出していった。それは、教育改革にはじまり、婦人解放であったり、社会主義的運動であったり、優生学や公衆衛生であったりした。

このように、一九世紀後半から二〇世紀前半にかけて、西欧の価値体系のなかで自然科学は非常に高い地位にのぼりつめた。これこそ、社会ダーウィニズムが大流行をした根本原因である。そのなかで優生学は、進化論と遺伝の原理を人間にも応用しようとする立場にあった。優生学は、新興の自然科学によって人間みずからがその自然的運命を改良しようとしたものであり、見方を変えれば、キリスト教的救済史観の世俗化でもあった。

第一次世界大戦以前の欧州社会では、この思想的変動はほぼ知識人内部にとどまっていたが、第一次大戦によってそれまでの一九世紀的な社会規範が崩された結果、この種の思想が一般社会に向かって大量に流出したのである。その意味でも、近代と現代の境目は、第一次世界大戦にあった。一九世紀後半におけるコスモロジーの崩壊と、これに対する代案を構築する努力や世紀末の不安、これらは、基本的には知的教養人の次元での出来事であった。その知的産物が、現実味のある新提案として社会に受容されるようになったのは、第一次世界大戦で旧来の価値観や諸制度が、否応なく崩れたためであった。ワイマール文化の驚くべき多産性と急進性は、この構造的な不安定さと裏腹の関係にあった。ヒトラーの度外れたラジカリズムも、ワイマール・ラジカリズムの鬼子であった。こうして一九二〇年代には、多くの国で優生政策が議論され、一部実施に移されるようになった。

なぜ自由の国アメリカで優生学は広まったか

その中で、もともと社会全体を貫く規範が脆弱な国があった。移民の国、アメリカである。「自由の国アメリカ」とは宗教自由の意味である。アメリカは構造的に多元化社会であり、社会全体を包含する見えない歯止めとしての共通価値が存在しにくい。だから社会的に拘束力ある規範を求めるとなると、どうしても法律、実際には各州ごとの州法を作ることになる。アメリカ社会は法律を道具主義的に用いる、といわれるのはこの点にある。このような社会では、自然科学に立脚するとみえる見解が、社会的共通価値の代用物となることがある。しかもアメリカ社会には、自助とプラグマティズムの伝統があり、獲得された知識は何らかのかたちで人間生活に役立てられなければならない、という考え方が根強くある。こうして優生学が学問としてかたちを整えるのとほぼ同時に、いくつかの州で断種法が成立していったのである。

このようなアメリカの動向を説明するのに、一八七〇年代のイタリアでロンブローゾによって精力的に行われた、犯罪と容貌の対応関係の研究や、H・スペンサーの諸著作などがアメリカで流行したことが挙げられることがある。また国内でも、この時代、自由教会派のJ・H・ノイエス神父が、優秀な人間だけが子供を作る性的な原始共同体を提唱し、実践しようとした。

しかし、優生学の成立とアメリカへの伝播をおしすすめたのは、次に挙げるようなこの時期の生物学の進展が直接的な要因であったようにみえる。

その第一は、ワイズマン学説である。ダーウィンの進化論は、未知の遺伝理論を前提としていたから、進化論が受容されていくにつれて、昔からの大問題である遺伝理論に科学者の関心が向かったのは当然であった。しかし、それはまったく闇のなかにあった。さまざまな遺伝理論が提唱されたなかで、大きな影響力をもったのが、一八九二年に出たブライブルク大学教授、A・ワイズマンの『生殖質説——一つの遺伝理論』であった。

遺伝や発生現象の議論のなかで生まれ、一九世紀の生物学で頻繁に用いられるようになった言葉に「原基」がある。これは、形態の発生・分化を因果論的に考察していった末に必然的にその存在が要請される、形態発生のもとになる微小で不可視の原因のセットである。ワイズマン学説が広い支持を集めたのは、この原基が染色体に乗っているとする解釈を詳細に論じたからである。

ワイズマンは、当時一挙に明らかになった染色体の種ごとの安定性と遺伝現象とを結びつける一方、発生分化の現象を、細胞分裂によってこの原基が不均等に分配されていくのだとする、この時代としては完成度の高い理論を展開した。この説によると、体細胞一般と生殖細胞とはまったく別物で、生殖細胞のみが全原基を受け継ぐのであり、生物個体はそのつかのまの展開物となる。生殖質の連続ともいわれるこのワイズマン学説は、ラマルク型の獲得形質遺伝を全否定するものであり、これを人間に重ねると、環境改善や教育の効果は著しく小さいことを意味していた。この本は一八九四年に英訳が刊行され、アメリカでも多くの読者を獲得した。

第二は、ゴルトンらの研究である。ゴルトンは、遺伝形質の次世代の出現は統計学的な分布法則に従う、と信じた。そのため彼は、人間についても生物と同様に大量の測定を敢行し、厳格な統計学的処理を行った。彼は、人間の身長や胸囲が正規分布を示すことを確認して強い印象を受け、人間の精神能力もこのような分布を示すだろうと考えた。彼のイギリス経験論的な学風はK・ピアソンに受け継がれ、数学的に洗練されていった。ピアソンは一九〇七年に「確率――優生学の基礎」という講演を行ったが、聴衆の反応は鈍かった。

第三が、一九〇〇年のメンデル説の再発見である。メンデルの法則は、分割も増幅もできない遺伝単位を前提にしており、それは原基の考え方を単純化したものとも読むことができた。当然、ワイズマン学説とは強い親和性があり、三人の学者によるメンデル説の再発見は、ワイズマン学説が浸透することでメンデル学説が見えるべくして見えてきた、という面がある。再発見された当座は、メンデル学説は雑種第一代以降の形質の出現頻度を正確に予測しうる数学的現象法則と考えられ、むしろワイズマン学説の正しさを証明するものとみなされた。一九二〇年代にアメリカでT・H・モーガンの遺伝子説が登場しても、メンデル＝モーガン学説とせず、ワイズマン＝モーガン学説とする教科書も、少なくなかった。

こうして、遺伝単位による遺伝現象の理解という態度は、飛躍的に広がっていった。ただし人間の場合、血液のABO型の遺伝を除けば、はっきりメンデル型の遺伝をするのはごく一部の病気にかぎられていた。一九〇二年にイギリスの医師A・ギャロッドは、アルカプトン尿症がメンデル劣性の遺伝形式に従う遺伝病であることを報告し、六年後に、生得的代謝異常は特定の酵素の欠陥によるのではないか、という一遺伝子一酵素説に近い考え方を提示した。

しかし、純生物学的な遺伝理論の発展は、この新理論を例外的な病気だけに適用するのとはまったく逆の態度を鼓舞する時代的雰囲気のなかにあった。自然科学主義の底にあるのは、単純化された因果論的解釈の偏愛である。こうして世紀交代期には、すべての形質は生殖細胞に由来するはずだという、唯「生殖質的」人間観が漠然と広がっていった。それは、生活環境の改善や教育の効果を否定する主張でもあった。

人体測定学

この時代の実証主義は、人類学の一領域として、人体測定学(anthropometry)と呼ばれる新しい型の研究をうながした。

一九世紀後半は、ヨーロッパの研究者が自国植民地のさまざまな人種の身体を次々と測定してまわった時代であった。広義の人類学は、国民国家成立による徴兵制実施に伴う身体検査、植民地再分割後の「原住民調査」、義務教育の実施に伴う学校保健など、歴史的要求に応えるかたちでデータを収集し、これを整備することで近代科学としての体裁を急速に整えていった。

そのなかで一群の人類学者が注目したのは、毛髪、皮膚の色、気性とならんで頭蓋容量(脳の大きさ)と、ほぼこれと併行関係にある顔面角であった。『種の起原』の出版以前にもすでに、顔面角を比較して、黒人は白人よりオランウータンに近いと論じる人類学者がいたが、ダーウィン以降になると、顔面角の立ち上がりが進化の基準であるとする考えが当然のものと受けとられ、それぞれの人種の知能発達の程度を示す科学的根拠とみなされるようになった。それは「新しい骨相学」とも呼ばれた。そしてこのような頭蓋容量に着目して人種間の優劣を「科学的に実証」しようという態度は、後のナチスの思考様式のなかに流れ込んでいく。ナチス親衛隊長官ヒムラーは、膨大なユダヤ人の頭蓋を集めさせ、是が非でもその劣等性を確認しようとしたのである。

ただし、優生学が帝国主義と直接結びつく局面はあまりなかった。唯一よく引用されるのは、イギリス軍が思わぬ敗退をしたボーア戦争のときのエピソードである。ピアソンが一九〇〇年一一月、ボーア戦争の真っ最中に行った「科学の視点から見た国家の生命」(同名のタイトルで五年後に出版)という演説で、戦争を人種間の不可避の淘汰原理とみなし、戦争遂行のための国家的な効率を問題にしたことが、その後の優生学史の研究に強い印象を与えたようである。

第一回イギリス社会学会の優生学者たち

冒頭で述べたように、第一回イギリス社会学会では、優生学者が大きな役割を果たした。一九〇四年五月、ロンドン大学経済政治学部で開かれたこの学会は、世界初の社会学会であった。当時はまだ社会学についての明確な定義はなく、社会学者は漠然とコントやスペンサーと同じように、まず基盤には物理学があり、その上に生物学があり、そのさらに上に社会学がのるという図式を抱いていた。イギリス社会学会は、社会学の基準に実証主義と有用性を置き、アカデミズム経済学とイギリス人類学から、独立の学として開放しようとしたのである。

第一回社会学会は、この原則にあてはまると考えられた三つの学派の参加で成りたっていた。

第一は、ソーシャルワーク学派の社会学者たちである。この学派は、篤志によって都市の貧困層を救うことを前提とし、そのための合理的理論を求めていた。彼らは、ソーシャルワーカー職が社会制度として確立されることをめざし、大学でのソーシャルワーカーの訓練を行う教授ポストを得ることを目的とする集団であり、慈善組織協会、クリスチャン社会同盟、社会制度連合といった組織を後ろ盾にもっていた。第二は優生学派である。彼らは、社会学の課題の核心は人口問題の解決であり、それは遺伝生物学に基づくべきだとして、社会階級の出生率の差に注目した。数のうえでは少数派ながら、ピアソンが主宰するロンドン大学生物測定学派がその中心で、影響力は大きかった。第三は、都市計画学派である。この学派は、人間進化における環境要因を重視し、遺伝と環境とを対立的にとらえる立場を批判する。社会学とは人間と自然環境との相互作用をみる立場であり、都市は人間進化の不可欠の要因であり、それゆえに、地域調査を行いそのうえで都市計画に修正を求めていこうとする立場である。

この学会でゴルトンが行った講演が、先にふれた「優生学——その定義、展望、目的」である。彼はここで、「優生学とは、ある人種（race）の生得的質の改良に影響するすべてのもの、およびこれによってその質を最高位にまで発展させることを扱う学問である」と定義し、学問的活動としては、遺伝知識の普及、国家・文明・人種・社会階層の消長の歴史的研究、隆盛を極めている家系についての体系的な情報収集、結婚の影響の研究を行うこと、とした。そしてこう締めくくった。「優生学が通過しなければならない三つの段階がある。第一に、その重要性が厳格に理解され、事実として受容されるまでアカデミック内部で普通の課題となること。第二に、現実的展開を真剣に考えてみる価値ある対象であると認められること。第三に、新しい宗教のように、国家次元の意識へと導入されること」。

ゴルトンとピアソンは、一九〇一年に『バイオメトリカ』という専門誌を発刊し、生物測定学を手法の中心とする優生学派としての確固たる地位を築いていた。

一方、この専門的な流れとは別に、一九〇七年一一月、優生教育協会が発足し、ロンドン大学の社会科学担当の講師、J・W・スローターが暫定的な会長に選ばれた。この組織は倫理教育同盟から分かれたもので、優生学をわかりやすく説くことを目的とした。

優生教育協会

優生教育協会はまもなく、ゴルトンらのロンドン大学優生学研究室と対立関係になった。その理由の一つには、遺伝学説に対する見解の相違があった。もともとゴルトンらは、遺伝現象は統計学的分布を示すと考えていた。この立場は、遺伝形質の分離とこれを単位とし不連続な遺伝を基本とするメンデル派とは、根本的に相容れないところがあった。それに対して優生教育協会は、早い時期からメンデル説に立った。

優生教育協会が開いた一九〇八年の第一回総会には、二〇〇人近い知識人が集まった。協会の目的は、優生学の国家的重要性を広く認めさせ、この理想にのっとった親の責任感を確立すること、人種の効果的改善を念頭においた遺伝法則の知識を広めること、家庭・学校その他の場での優生学の啓蒙を行うことであった。一九〇九年には『優生学レビュー』を発刊し、一二年にロンドンで開かれることになった第一回国際優生学会議の準備にとりかかった。優生教育協会には、社会運動に関わっていた有力者たちが次々入会した。心理学者のC・バートとW・マクドウガル、文筆家のL・デキンソンやH・エリスが賛同し、政治家ではバルフォアやN・チェンバリン(後の英首相)が会員となった。一一年には別個に、ケンブリッジ大学優生協会が設立された。この組織は優生教育協会のロンドン支部と密接な関係をもち、そのメンバーにはJ・M・ケインズやH・ラスキなど有力な研究者がいた。一九一一年には、チャールズ・ダーウィンのいちばん下の息子のレオナルド・ダーウィンが、優生教育協会の会長に就任した。

ピアソンは、ゴルトンの死後(一九一一年死去)、優生教育協会が彼を賞賛しながら、その統計学的な研究方法を無視して優生学の内容を変質させたことに怒りを隠さなかった。一九一四年二月、優生教育協会がゴルトンの名を冠して行っていた定期講演会、ゴルトン・レクチャーで、フランシス・ダーウィン(ダーウィンのもう一人の息子で植物学者)は、「ゴルトンは、現代的なメンデル学説からみると中世の錬金術師のように映る。今日の進歩的な遺伝研究は、絶対にメンデル学説に立脚しなくてはならない」と述べた。ゴルトンの名を掲げたレクチャーで、その本人を誹謗する優生教育協会の関係者の言動は、ピアソンにとって理解不可能なことであった。

この時期、人間の遺伝原理は厳格な科学者の目からすれば、まだ手探りの状態にあった。メンデル学説はまだ新しい仮説にすぎず、ピアソンは、メンデル学説を当然視するアメリカのダベンポートの研究(後述)の価値を認めなかった。一九〇八年にはハーディー＝ワインバーグの法則が発表され、人間のような巨大雑系集団では遺伝子頻度は容易には変化しないことが理論的に示されていたのだが、この学説の影響は皆無であった。優生教育協会には、組合教会派の牧師R・J・キャンベルなどキリスト教少数派も入会したが、その本流であるローマ教会は、これらの動きを激しく批判した。

ピアソンの批判にもかかわらず、優生教育協会は社会的な影響力を獲得していった。内務省アルコール依存症調査会や王立離婚委員会から、協会は意見を求められ、王立梅毒調査委員会では重要な働きをするまでになった。そのなかでも重要なのは、精神病法の成立に果たした役割である。

一九世紀後半は、精神病・精神障害者の問題が、社会的に急に重みを増しはじめた時代であった。そのきっかけの一つは、初等教育の義務化であった。一八七〇年、イギリスでは教育法が成立し、大量の極貧層の子供たちが初等教育を受けることになった。ところが多くの子供たちが授業についていけず、肉体的・精神的な欠陥があることが問題となった。一八八五年に王立障害者学級委員会が設置され、ここが五万人の小学生を対象に教師から報告を集めたところ、九一八六人の精神・神経系の障害児がいることがわかった。これによって特殊学級の設置が勧告され、貧困家庭の子供には無償の補習授業と住宅費補助が支払われることになった。九八年からはイギリス各地で特殊学級が開始され、翌年には特殊学級法が成立した。

一九世紀のロンドンは、おびただしい数の極貧層をかかえており、別の人種とみえるほど肉体的にも精神的にも衰弱した集団を形成しているようにみえた。世紀末になると、これらの極貧層の一部の人びとは、精神障害（当時の表現では精神薄弱）という医学的な課題として把握しなおされることになった。一九〇四年に、「王立精神遅滞保護抑制委員会」が設置され、一九〇八年には報告書がまとめられた。この委員会がまず行ったのは、精神障害の区分と定義であり、そのうえでイギリスの精神障害者の全体像を把握することであった。そこで浮かび上がってきたのが、精神障害の女性の出産・育児の問題である。この時代、精神障害は遺伝によると漠然と考えられており、しかも一般の女性より多産であると信じられていた。このことは非嫡出子と精神障害の子供が増えることを暗示しているとされ、社会に倫理的危機をもたらす恐れすらあるとされた。調査を行ったA・F・トレドゴルドは、一般の女性は平均四人子供をもつのに、「劣悪家族の女性は平均七・三人の子供をつくる」と結論づけた。この論法こそ典型的な優生学的主張である。

こうして、強制収容と性的隔離を含む精神病法案が準備されることになった。この法案を実現させるために、優生教育協会は、強力なキャンペーンとロビー活動を行った。王立精神遅滞保護抑制委員会と優生教育協会とは、きわめて近い関係にあった。委員会の医師であったA・F・トレドゴルドとR・L・ダウンは、優生教育協会の活動メンバーであったし、委員会で証言を行ったJ・クリクトン＝ブラウンは、一時、協会の会長を務めていた。

このような過程を経て、一九一三年、精神病法は、成立した。

優生学の国際会議

第一次世界大戦が始まるまでは、明らかにイギリスが、優生学研究の中心であった。その象徴は、一九一二年に第一回国際優生学会議がロンドンで開かれたことである。一九〇七年にドイツのプレッツは、自らが主宰する学会を、国際民族衛生学会と改めたが、厳密な意味での優生学の初の国際会議は、一一年にドイツのドレスデンで開かれた国際衛生学博覧会の民族衛生学特別部会であった〔編集部註：本書の第二、三章では「民族衛生学」を「人種衛生学」と訳している。また五章でも「人種衛生学」を用いる。これは筆者による考え方の違いによるもので、本書内ではあえて統一せずにそれぞれ用いた〕。この参加名簿には狭義の優生学者だけではなく、世界的に有名な遺伝学者、発生学者の名前がある。たとえば、T・ボベリ、K・コレンス、O・ヘルトビヒ、W・ヨハンセン、P・カンメラー、H・プリティブラム、W・ルー、E・フォン・チェルマク、H・ド・フリース、R・ウォレス、W・ワインバーグ、E・ウィルソンらである。

一九一二年の世界初の国際優生学会議には、三〇〇人以上の研究者が世界から集まった。会長には、イギリス優生教育協会長のL・ダーウィンが選ばれた。イギリス代表団の団長は、内務大臣W・チャーチルとロンドン大学副学長W・コリンズであった。国際会議は四部門に分かれ、遺伝、優生学の社会的歴史的側面、法律・社会政策と優生学との関係、優生学原理の実際への適用、という課題を扱った。この会議の成果の一つに、国際優生学常設委員会が設置されたことがある。このときドイツ代表として出席したアルフレート・プレッツ（第二章参照）は、アメリカにおける研究の急展開に心を動かされ、優生学のこれからのリーダーはアメリカだと考えた。

第一次世界大戦のため、第二回国際優生学会議の開催は遅れ、一九二一年にニューヨークで開かれた。会長には、アメリカ自然誌博物館長のH・F・オズボーンが就いた。三〇〇名以上が参加し、その内容は『優生学、遺伝学、家族』『人種と国家における優生学』の二巻にまとめられた。これを機に、アメリカ優生協会が結成された。

優生学は極右の学問か

ところで、優生学に対する最大の誤解は、優生学は、極右の学問であるというものである。歴史の現実はこれとは逆で、本書でもしばしばふれるように、この時代、多くの社会主義者や自由主義者が、優生学は社会改革に合理的基盤を与えてくれるものと期待した。イギリスでは、フェビアン協会のウェッブ夫妻や、H・G・ウェルズ、青年時代のラスキ、経済学者J・ケインズなどがいた。新生ソ連にとって科学主義的な優生学は親和性のあるものであり、二〇年代には強力な優生運動があった。メンデル主義的な優生学は支配階級に奉仕し、帝国主義的拡大を正当化するブルジョワ科学であるとする、よく知られたかたちの批判が現れるのは、二〇年代末になってのことである。

一九二〇年秋、モスクワに、生物学者、医師などの専門家からなるロシア優生学会が、翌二一年、ペトログラードにロシア科学アカデミー優生学局が設けられた。これらの組織の研究者たちは、アンケート調査による家系データの収集、疾病の遺伝の研究、優生学の啓蒙などに従事した。その中心はメンデル派の優生学者たちであったが、これに対して、二五年にはラマルク主義的な優生学の提唱者たちから非難の声があがった。彼らは、獲得形質の遺伝を否定するメンデル主義的優生学がマルクス主義と相容れないとし、ラマルク主義の立場から環境改善による人類の遺伝的改良を主張したのである。その後スターリン主義の発動によって、三〇年にはロシア優生学会は解散させられ、メンデル主義的優生学を推進していた有力学者の一部は、ブルジョワ専門家とみなされ教職を解任された。こうしてメンデル主義とほぼ同一視されていた「優生学」という言葉はソ連では完全に失墜し、さらに三〇年代末以降ルイセンコ理論の席巻によりメンデル主義遺伝学は大打撃を受けた。三〇年代のソ連とドイツでは、まったく正反対の遺伝理論が、強力な政治的圧力の下で浸透していったのである。

実験進化研究所

一九〇四年、ワシントンのカーネギー研究所は、ロング・アイランドのコールド・スプリング・ハーバーに「実験進化研究所」を設置し、二人の遺伝学者、A・F・ブレークスリーとC・B・ダベンポートを着任させた。

この研究所の名前は、二〇世紀初頭に進化がどう理解されていたかを反映している。当時の科学者は、進化とは結局のところ遺伝の問題であり、変異個体間や変種間の交配・形質の発現・その伝播のしかたを研究することは、それ自体が進化過程の観測に当たり、進化の解明につながっていくだろうと考えていた。

もう一つ重要なことは、アメリカは巨大農業国であり、プラグマティズムの伝統が根強かったことである。農務省次官補からミネソタ大学の育種学教授になったW・M・ヘイスは、一九〇三年に、牛や羊の実際の育種の現場と、遺伝現象を数学的に処理するアカデミズム遺伝学者を結びつけ、両者の間の新しい協力組織を作ろうとした。彼の思想は、農村生活のすばらしさを力説する帰農運動の色彩もあった。アメリカ育種家協会は、原則的にこれに合意し、ダベンポートやカーネギー財団との人間関係ができあがった。育種家協会は課題ごとに四三の委員会を設けたが、そのなかで有名になったのが、一九〇六年に設置された優生委員会であった。委員長のD・S・ジョルダンは、魚類学者でスタンフォード大学の学長であった。アメリカ育種家協会は、一四年にアメリカ遺伝学会という名称に変更し、アメリカで優生問題に取り組んだ最初の組織として『遺伝学雑誌』(*Journal of Heredity*)を発刊した。この雑誌は当初は、優生学の啓蒙誌であった。

第一次世界大戦直前には、実験進化研究所は遺伝学研究で世界第一級の施設になっていた。一九〇九年に鉄道王E・H・ハリマンが亡くなったが、翌一〇年にダベンポートは、ハリマン未亡人の支持を受け、同研究所の附属施設として優生学記録局を置いた。第二次大戦以前のアメリカの基礎研究を支えたのは、このように、石油・鉄鋼・鉄道などの財閥系財団からの支援であった。アメリカには、これ以外に、アメリカ優生協会、優生研究協会、ゴルトン協会、家族関係研究所、人間改良基金など多くの優生学的組織が生まれたが、この優生学記録局は唯一、独自の建物・研究設備・専任職員を擁する研究施設で、このような本格的な機関は世界で初めてであった。

ハリマン未亡人は、社会問題の科学的解決をめざした人間の社会行動の遺伝研究に、おおいに興味を示した。彼女はこの研究施設を熱狂的に支援し、ハリマン時代にあたる一九一〇―一八年の間には四四万ドル以上が支払われた。その後はカーネギー研究財団が、三九年にこれらの施設を閉鎖するまで、毎年二万五〇〇〇ドルを拠出し続けた。二一年にこれらの施設は、カーネギー研究所遺伝学部の一部として編入された。カーネギー研究所は後に、ドイツの優生学研究の支援にもまわった。

ダベンポートは、ブルックリンの生まれで、ブルックリン・ポリテクニクから工学の学士資格を受けた。その後ハーバード大学で形態学で学位を取得、シカゴ大学の助教授職を得た。工学の出身であったため、形態記載が中心であった当時の生物学の中では例外的に早くから、遺伝の実験的・数学的研究に共感していた。ゴルトンやピアソンの業績をアメリカで最初に評価したのも彼であった。彼は請われて、『バイオメトリカ』の編集委員にもなった。

優生学記録局は、一九一〇年一〇月に開所し、まもなく記録保存棟も完成した。これを機に、ダベンポートはH・H・ローリンという有能な協力者を採用した。

ここでダベンポートは、人類遺伝に関する膨大なデータを収集した。その方法は、個人とその家系についてのカード化によるものであった。このカードは、一九一八年初めに五三万七〇〇〇枚以上が作成され、三九年までには一〇〇万枚以上になった。ダベンポートは、このために形質目録帳を編集し、調査対象とする形質を、肉体的・生理学的・心理学的・個人的・社会的特徴の五つに分類し、細目に分けた。

優生学記録局は、優生学情報の一大センターをめざすと同時に、調査に従事するフィールドワーカーも育成した。その短期育成コースでは、ダベンポートやローリン、ときには所外から招かれた講師が、内分泌学・メンデル理論・ダーウィン理論・統計学・断種法を講義し、さまざまな知能テストのやり方の手ほどきも行われた。また、見学旅行として、精神病院やニューヨークのエリス島をまわった。エリス島は、アメリカへの移民がIQテストと入国審査を受ける場所であった。この育成コースでは、一七年までに一五六人が優生学のフィールド・ワーカーとして訓練された。修了後、彼らは、病院・精神病院・施設・救貧施設に配置されたり、個人の家庭を訪れたりした。そして、そこで作成したカードを優生学記録局に送ったのである。

ダベンポートの主要な関心は人間の社会的行動の遺伝にあったが、これらのデータは今日からみれば価値のないものが異常に多いと言われる。家系図の多くが不完全なうえ、明らかに環境要因が大きいと思われる性質をえんえんと記載している場合も少なくない。たとえば、音楽の才能の家系図を挙げたり、はては海軍軍人になる例が多い家を調べ、男子だけが海軍に入ることをとらえて、海好きの因子がメンデル型の伴性遺伝をすると論じたりしている。

断種法が合憲となるまで

理論上、優生学には、よい遺伝形質を積極的に増やそうとする積極的優生学と、悪い遺伝形質を抑えようとする消極的優生学がありうる。しかし、よい遺伝形質を増やすための手段を考えてみても、人間の場合は難しいため、現実に行われたほとんどは消極的優生学であり、その代表例が断種法の制定であった。断種は男性では輸精管、女性では輸卵管を、縛ったり切除する手術を行って生殖を阻止する方法である。アメリカにおける断種手術は、一八九七年の、シカゴの聖マリー病院の外科医A・J・オクスナーによる報告が、公式には最初のものである。

一九〇二年、インディアナ州の少年院付き外科医H・C・シャープは、メンデルの法則を知らないまま、一八九〇年の国勢調査の数字からアメリカで犯罪者や精神障害者が急増している事実を引きだして、これをたいへん憂慮した。そしてその解決策として、断種の効用を説いた。彼は収容されている犯罪者四二人に断種を行ったが、これが実質上の優生学的断種の出発点とみてよい。

しかし、このようなことは傷害罪にあたる恐れがあったため、この後一九〇七年に、シャープらはインディアナ州議会に対してロビー活動を行い、同州で、世界初の断種法を成立させた。この法律は施設内の精神障害者の断種を法的に認めたものだが、後に違憲判決を受けて制定し直された。これをきっかけに、一九〇九―一三年には断種法制定の第一のピークが到来し、一六州で成立した。さらに二三年に第二のピークをむかえ、最終的に三二州で成立している。ただし、そのうち三州はその後廃止している。

当時は断種に関する資料がなかったため、インディアナ州断種法は、これに続く州のモデルの役を果たした。同法は精神障害や反社会的行動を遺伝の結果とみなし、州施設の医師が委員会を設置して、収容者の断種の適否を決める権限を与えるかたちをとっていた。

多くの州が断種法を成立させていくなかで、カリフォルニア州は特異な位置にあった。同州は、まず一九〇九年、インディアナ州にならった州法を成立させたが、ここではとくに刑務所の収監者を対象とすることを力説していた。さらに一三年の法改正で、州精神委員会が精神病者だと認定した場合には断種された者のみが施設から出られるとし、また「精神遅滞」の人間に断種を行う場合、両親か後見人の同意書を必要とするとした。後者の条項は違憲の疑いを回避するためであった。法文は、断種のことを無性化(asexualization)と表現していたため、去勢のことと誤解され、カリフォルニア州断種法にならった他の州では、法案が否決される例も出た。

カリフォルニア州は、法の運用面でも特徴的であった。第一に、断種は、精神病者一般だけではなく、梅毒患者や、性犯罪の累犯者などの罰則として用いられた。第二に、断種実施件数がずば抜けて多かった。一九二一年までの全米での断種件数は三二三三件であったが、このうちカリフォルニア州の断種件数は二五五八件で、全米の断種件数の七九パーセント、三六年末までの累計では一万一四八四件に及び、これはほぼ半数にあたった。同州の「実績」は、同じ州にある人間改良基金のP・ポペノーらによって詳細な報告がされ、ドイツの優生学者に伝えられていた。三三年のドイツにおけるナチス断種法は、このカリフォルニアの実績を十分検討したうえでつくられたものであった。

先にふれたアメリカ育種家協会は、人種の劣化問題を重要視して、一九一二年に「アメリカ国民から劣悪な生殖質を排除する最良の方法を研究報告する委員会」を設置し、ニューヨーク州代理人B・バンワゲネンが委員長になった。一三年に出されたバンワゲネン報告は、一〇ある候補案のうち、断種がもっとも反対が少なく、経費面で効果の高い方法であると強く推していた。この報告の内容は、インディアナ州のシャープ医師が断種手術を行った対象者のインタビューが、有力な根拠になっていた。

この時代、アメリカ社会には断種政策を積極的に認める空気が満ちていた。しかしこれを実際に推し進めたのは少数の人間であり、その中心人物が先にふれた優生学記録局のローリンであった。

優生学記録局に就職したローリンは事務担当であったが、ここでの作業が彼に与えた影響は大きく、その後、断種法の詳細な研究に情熱を注ぐことになった。ローリンは、二二年にモデル断種法を発表した。このモデル法の特徴は、手術費用の裏づけをし、かつ違憲判断を回避するために断種の決定手続きを体系的にチェックするための優生委員会の設置が、盛り込まれたことである。二七年に連邦最高裁は、次のような表現で強制断種を最終的に合憲とした。「犯罪傾向の子孫を放置し、精神遅滞の子供を餓死に追い込むのを座視するよりは、社会が、明らかな不適応者が子供を作らないようにすることは全体にとって善である。強制的な種痘の法理は、じゅうぶん輸卵管切断にまで拡大しうる」。

倫理的変革としての優生運動

アメリカが実施したもう一つの強力な優生政策として、移民制限があった。とくに、一九二四年に連邦議会を通過した絶対移民制限法は、欧州人種の間に優劣が存在することを前提にした差別的な法律であった。この間の事情を理解するためには、二〇世紀前半のアメリカ社会を席巻した人種観・人間観を再度強調しておく必要がある。

アメリカの優生運動は、社会改革というよりは倫理的変革という意味合いが濃厚であった。アメリカ社会には、自然科学的な人間解釈がとりわけ貴ばれる傾向があり、進化論に立脚して人間改造をめざす優生学プログラムは、宗教的義務に近いものと一部で受けとられた。生物学に立脚した倫理的要請は絶対であり、個人の欲望より上位にあるものとされた。インディアナポリスのメソジスト教会のF・D・リーテ牧師は、「優生学原理なくしては、よき政府も文明もキリスト教も、その理想を遂行しえない」とまで言った。さらに問題を複雑にしていたのは、アメリカを建国したのはアングロ・サクソンであり、人種としてアングロ・サクソンが最優秀だとする人種観が根強くあったことである。

たとえば、一九一六年に出版されたM・グラントの『偉大な人種の消滅』は多くの読者を獲得したが、この本は、一九世紀に現れたゴビノーやチェンバレンやワグナーの北欧人種最優秀説に、ゲルマン民族の大移動の歴史を重ねたものであった。グラントはその中で、「北欧人種の血の濃さが、戦争での強さと文明存立のための尺度である」と述べた。一八九〇年代にはいくつかの右派的な愛国組織が結成されたが、たとえばアメリカ保守同盟は、早くから移民制限を唱えた。この時代大衆の人気を集めた大統領T・ルーズベルトは、(上流階級の計画出産による)「民族の自殺」、出生率の差、黄禍論などを公然と口にした。南北戦争で北部諸州が勝ち、法律上の黒人の地位は確立されたのだが、一九一三年の時点でも、三二州で、白人と黒人の結婚と性交渉は法律で禁止されていた。

このような人種優劣論とは別に、アメリカでそのころよく引用されるようになったのが、反社会的傾向の家系の研究である。一八七〇年代にニューヨークの商人で監獄の改革論を唱えていたR・L・ダグデールは、ジューク家系の調査を発表し、貧困は遺伝性だと主張した。彼によると、この家系の七〇九人の子孫のうち一八一人が売春に従事し、一〇六人が非嫡出子であり、一四二人が乞食、三人が犯罪者などとなった。この結果、一七三〇―一八七四年の間にニューヨークの納税者は一三〇万ドルの税金を投入しなければならなかった、とダグデールは指摘した。

もう一つ有名な例としては、カリカック家系の研究がある。一九一二年に出版された、H・ゴダードとE・カイトによる研究報告『カリカック家』によると、マーチン・カリカックという男が、酒場の女性との間に子供をつくり、後に正しい家柄の女性と結婚した。前者の女性との間から四八〇人の子孫ができたが、そのうち一四三人が精神障害者、三六人が非嫡出子、三三人が性的放埒、二四人がアルコール依存症などであった。一方で、後者の女性との血族からは、社会的に有力な人間が続出した、というのである。これをもって『カリカック家』のなかでゴダードは、「精神薄弱は他の形質と同じように遺伝する」と結論づけている。

そして、これらの漠然とした人種観や反社会的行動の遺伝説に、一見、科学的な外装を与えたのが、IQテストであった。

IQテスト

IQテストの考案者は、フランス、ソルボンヌ大学の心理学教室のA・ビネーである。ビネーは、一九〇四年に文部大臣から、フランスの小学校における落ちこぼれ児童を同定するための客観的方法の開発を依頼された。一九世紀末にイギリスで起こったのとほぼ同じ問題に、フランスも直面していたのである。これに応じてビネーは、日常生活のなかで出会う簡単な問題をいくつか組み合わせて、論理的な思考能力を検査する方法を考え出した。ビネーは、このテストはあくまで援助の必要な児童を見つけ出すための方法だと考え、これが子供のレッテル貼りに利用されることを極度に警戒した。ところがこれがアメリカに導入され、彼がもっとも心配した方向に転がりだした。

アメリカ社会学はこのIQテストを大々的に受け入れることになるのだが、それには三人の人物が決定的な役割を果たした。H・ゴダード、L・ターマン、R・ヤーキーズである。

ゴダードは、ビネー・テストを英語に翻訳してアメリカに導入した。彼は、知能障害の程度について一元的な段階表を作成し、この検定のためにIQテストを用いることを始めた。しかも彼は、知能は生得的であるだけではなく、遺伝的にも決定されていると信じていた。彼にとって知能とは、実質上あらゆる人間行動を含むものであり、知的障害も犯罪行為もそれは遺伝的にIQが低いからだと考えた。彼の信念が反映しているのが、先に述べた著書『カリカック家』である。今日では、この本の内容にはさまざまな作為が入り込んでいたことが、判明している。しかし、当時この本を読んだ多くのアメリカ人は、犯罪は遺伝するものと信じるようになった。

ゴダードは、アメリカへの移民がまず上陸するエリス島を訪れ、試みにビネー・テストを行ってみたのだが、移民の多くが十二歳以下相当の「精神遅滞」という範疇《はんちゅう》に入ってしまうことに仰天した。この尺度を改良するために、スタンフォード大学教授であったターマンは、それまでのIQテストを拡張して、スタンフォード＝ビネー・テストを完成させた。これが、その後アメリカで広く用いられたIQテストの標準となった。

また、ヤーキーズは、第一次世界大戦に大佐として任官し、陸軍を説得して一七五万人の新兵にIQテストを行った。新兵のほとんどは問題の意味がわからなかったために、零点が続出した。しかし彼はこの大量のデータから、アメリカに来てまもない新移民ほど成績が悪い、という結果を引き出した。確かに、用いられたテストは、図ばかりの、英語がわからなくても解答できるはずのものではあったが、アメリカ生活に馴染《なじ》めば馴染むほど出題者の意図がわかるような、アメリカ文化に依存した問いが多かったため、といまでは考えられている。

ヤーキーズのこの結論は、アメリカに渡ってくる移民の出身国が、二〇世紀に入って以降、北欧から東欧や南欧へと移ってきたことと重ねあわせて解釈されるようになった。欧州からの移民は実質的に自由で、犯罪者や売春などの望ましくない人間の制限があっただけだった。しかし、第一次大戦中急減したアメリカへの移民は、戦後急増した。当初は、ロシア革命後の欧州から、共産主義と無政府主義が移民とともにアメリカに流れ込んでくる、とする「赤色恐怖」が流行したが、まもなく東欧・南欧の生物学的劣等性の議論がさかんにされるようになった。

移民制限の論理

この論理を議会の場で強力に展開したのが、先に述べたローリンである。一九二〇年四月の上院・移民同化委員会で、彼は、公立病院や慈善施設は自律生活ができない移民であふれている、と証言した。委員長のA・ジョンソンは、これを機にローリンを優生学専門スタッフに任命した。彼の証言は『移民の生物学的側面』のタイトルで、政府刊行物事務局から出版された。

ローリンはこの証言内容をさらに徹底して検証しようとした。そこで彼は、国勢調査の出身国の比率を理論値と考え、さまざまな施設の実際の収容者の比率をこれと比較した。ローリンは、九三ヵ所の精神病院・刑務所・結核サナトリウムなどの収容施設を調査し、「アメリカという現代の溶鉱炉の分析」という報告をまとめた。もしこの理論値より新移民の収容者の比率が大きければ、アメリカ国民の人種的構成が脅威にさらされていることになる、とローリンは考えたのだが、結果は彼の解釈図式を強化するものであった。アメリカ白人の収容者は理論値より八パーセント少なかったのに、移民全体では二六パーセント、東欧・南欧移民の収容者は四三パーセントも過剰という結論になった。

ジョンソン委員長は、ローリンの報告に強い印象を受け、東欧系移民を厳しく制限する必要を感じた。たちまちのうちにローリンは生物学者として名声を博すことになり、一九二二年の議会でこう証言した。「もし私が、わが研究所のスポンサーであるカーネギー研究所の利益に立つのであれば、安い労働力を確保するために入国の自由を主張しなくてはならないだろう。しかし私はそうはしない。私は科学者としてここでごく単純なことを述べたい。国家がある特定の利益のために長期間同じ移民政策をとることは、確実に災いにつながる、ということである。アメリカの経済政策は、国家全体の将来の基盤である人種を守るための、生物学的政策に道を開けなくてはならない。私の報告が、移民自由化論よりは厳格な移民制限論に強力な武器を提供することになったとしても、それは科学者としては動かし難い帰結である」。かつては熱心な優生学の支持者だった遺伝学者のR・パールに、「議会は一握りの研究者の唯一の研究結果だけからなる意見に占拠された」として、人口論研究へ移っていった。

一九二一年には、一九一〇年国勢調査の人口構成比の三パーセント以下に移民を抑える移民法が成立していたが、ローリン報告はその成立後であった。そこで彼は、その基準年を、イタリアやポーランド移民が急増する以前の、まだノルディック系やチュートン系白人が優勢であった一八九〇年国勢調査に戻すよう、議員を説得してまわった。このロビー活動は両院で成功し、クーリッジ大統領もこれにサインした。こうしてローリンは、断種法と移民制限法の双方の優生政策に、多大な影響を残したのである。

このような事情で成立した一九二四年の絶対移民制限法によって、以後のアメリカへの移民は、一八九〇年国勢調査の出身国の人口構成比の二パーセント以内に制限されることになった。この国勢調査は定義上のフロンティア消滅が確認された(一平方マイルあたり人口一人以下の土地はなくなった)ことで有名だが、絶対移民制限法によって東欧・南欧からの移民は、事実上不可能になった。これよりはるか以前に中国移民は禁止されており、日本からの移民も、日本側が送り出さないということで政治的決着がついていた。この移民制限法は、アメリカは建国以来、WASP(白人、アングロ・サクソン、清教徒)が築きあげてきた国であり、これ以外の移民は拒否すると言っているのと同じであった。一九六五年の移民国籍法に変わるまで、アメリカの移民政策には、人種差別的な性格がつきまとい続けたのである。

ナチスの断種法とアメリカ

一九三三年に成立したドイツのナチス政権は、先に述べたようにカリフォルニア州の断種の「実績」を参考にし、ナチス断種法を成立させた。そしてアメリカの優生学者の多くは、これを賞賛した。欧米の研究者が非難したのは、ナチスが行ったユダヤ人研究者の大量パージの方であった。

ナチスは、アメリカの断種法や絶対移民制限法を、自らの政治主張の正しさを世界も認め採用した具体例として、さかんに喧伝《けんでん》した。ナチスの人種政策に確信犯的に賛同する人間もいた。一九三五年にベルリンで開かれた国際人口学会議は、当然ナチス色の強いものとなったが、アメリカ代表C・G・キャンベルは「人口学の生物学的状況」という講演でこう述べた。「ドイツ国総統アドルフ・ヒトラーが、内務大臣フリック博士の協力、ドイツの人類学者、優生学者、社会哲学者らの支援の下、人種の歴史の時代を画する人口増大と改良という包括的人種政策の構築ができたのも、ドイツ人全員の研究の総合とみてよい。もし、人種の質や民族的達成や生存への展望の面で落伍したくないのなら他の国家や民族が追随すべき、手本をもたらした」。当然、ナチスはこの発言を引用した。

遺伝学者たちの批判

第三回国際優生学会議は、一九三二年、再度ニューヨークで開かれた。この会議も、進化という宗教をモラルと読み替える論調で埋めつくされた。この場で優生学者の人種論に対して明確な批判を行った数少ない一人が遺伝学者H・J・マラーであった。彼は二七年に、放射線照射によって実験的に突然変異を起こしうることを発見した研究者である。

マラーはこの集まりで「優生学に優先する経済」という論文を提出し、適応と不適応の区別はきわめて困難であり、人間の進化には、遺伝よりは経済社会体制の方が重要だと主張した。彼は三五年に、『夜を越えて——一生物学者の未来観』という、優生学的ユートピアを描いた本を出している。彼のこのときの肩書きは、テキサス大学動物学教授・アメリカ国立科学アカデミーのメンバーであると同時に、ソ連科学アカデミー外国会員という象徴的なものであった。この本のなかで彼は、ヒトラーの夢想的な優生学を批判し、真の優生学は社会主義下でこそ実現できることを示そうとした。

三〇年代末になると、遺伝学者たちは、自らが信じる優生学と、ナチスの人種政策とがいかに違うかを強調しようとした。三八年にエディンバラで開かれた第七回国際遺伝学会議の折、「世界中の人間をいかに効率的に遺伝面で改善できるか」という質問が出たのを機に、マラーが中心となって、遺伝学者声明をまとめた。この声明を出すことで、遺伝学者の主流派は、優生学を啓蒙することを一時棚上げにした。声明はこう主張している。「かりに人間集団の遺伝的改善を考えたとしても、ただちに生物学の領域以外のおびただしい障害、たとえば社会的な身分格差、人種的偏見、教育格差、産児調節のための意識改革、社会制度変革の難しさ、などにぶつかるのであり、現実社会では遺伝は小さな役割しか果たしていない」。この声明には、J・ホールデン、J・ハクスレー、J・ニーダムなど有力な遺伝学者が署名した。

ナチズムの封印がもたらしたもの

第二次大戦直後のナチズム解釈の文脈では、暴力的圧政とユダヤ人の大虐殺がその悪行の核心と考えられ、優生政策は非難の対象にならなかった。ニュールンベルク裁判の訴追理由に優生政策は入っていないし、一九四五年に連合軍が設置した非ナチ化委員会が行った強制解除の対象に、ナチス断種法は含まれなかった。逆に悪名高いナチスが葬られたことで、いくつかの国では、戦後になって本格的な科学的優生学の時代が到来した。

ナチズムの再来を阻止するための封印作業として、一九四八年に世界人権宣言が国連本会議で、また五〇年には「人種に関するユネスコ声明」が採択された。その一方で、六〇年代のアメリカでは、州法があるか否かに関係なく、精神障害者に対する強制断種は当然のように行われていた。たとえば六二年、オハイオ州下級裁判所は、非嫡出子を産んだ一八歳の知的障害のある女性に対して、通常の養育能力がなくこれ以上の妊娠は社会的負担を増やすだけだとの理由で、断種命令を下した。

世界的にみると、断種手術を避妊の手段として最大限に活用したのは、アメリカであった。たとえば、七〇年代前半だけで、一二三〇万人の女性が不妊手術を受けている。このとき政府は、一部、避妊目的で補助金をつけたのだが、結果的にその利用者は、非白人女性に片寄っていた。そのため後に、巧妙な人種差別政策ではないかと批判されるまでになった。この時期、知的障害者の断種の同意問題は、自己決定の原理に立つバイオエシックスにとっても重要問題になっていた。しかし、七〇年前後を境に、優生学という言葉は否定的な意味を帯びだした。アメリカ優生学会が七二年に突然、名称を社会生物学会へと変更したのは、その象徴的な出来事である。

「ナチズム＝優生社会＝巨悪」という図式

アメリカで、精神病・精神障害者への差別に対する問題が、社会的問題としてはっきり確立されるようになったのは、六〇年代半ば以降である。

一九五七年のスプートニク・ショック以降、アメリカには理工学ブームが到来し、六〇年代には、三〇年前のナチズムの亡霊を忘れたかのような無邪気な優生学的提案が、目白押しになされた。たとえば、六二年に出版された『人間とその未来』(チバ財団シンポジウム)がその例である。

この傾向を初めて本格的に批判したのが、遺伝学者J・レダーバーグであった。彼は、「実験遺伝学と人類進化」(*American Naturalist*, 一九六六年九・一〇月号)という論文で、「生化学研究と遺伝学の統合」という表現で分子生物学の到来を指摘したうえで、技術的応用という視点から、人間の遺伝的改造という発想の危険性を指摘した。

楽天的な科学の人間に対する応用を批判的に見ようとする動きにとって、重要だったのは、六〇年代前半の公民権運動であった。これはアメリカ社会のアキレス腱であった黒人差別の撤廃運動であったが、他の社会的弱者の平等の奪回へと覚醒は広がっていった。女性だけでなく、障害者や同性愛者たちもが、運動を開始した。そのような時代の流れのなかで、人種差別や障害者問題と遺伝操作技術とを結びつけ、批判的に論じる視点は、準備されていったのである。

六〇年代の末、ベトナム反戦の一環として、マサチューセッツ工科大学で行われている軍事研究を阻止しようとする科学者とエンジニアの集団（ＳＥＳＰＡ）が、科学者の社会的責任論を展開しはじめた。これに呼応したアメリカ東部の若手研究者は、「人民のための科学」というグループを結成して同名の雑誌を発行し、批判の矛先を当時急速に発展しつつあったバイオテクノロジーにも向けはじめた。その代表的人物が、ハーバード大学医学部分子遺伝学教室のＪ・ベックイズであった。彼は、ラクトース・オペロン遺伝子の単離という画期的な研究でエリー・リリー賞を受賞した第一級の分子生物学者であった。しかし、いずれ自分の研究は人間の遺伝的操作へとつながっていくと直感し、それまでの研究を打ち切った。そして科学と大衆との結合を説き、賞金をブラック・パンサーに全額寄付してしまった。

また、一九六九年以降、新たにＩＱの遺伝決定論を主張する、Ａ・Ｒ・ジェンセン、Ｒ・ヘアンスタイン、H・J・アイセンクらの研究が発表されたことも、逆に若手研究者が優生学への危機感をつのらせるきっかけになった。そのような流れは、戦後精神の生物学領域の中核をなしていた、反優生学・反遺伝決定論の根幹に向けての挑戦と映ったのである。

おりしも、一九七三年八月にカリフォルニア大学バークレー校で、第一三回国際遺伝学会が開かれることになった。この大会で、若手研究者らは、スターリン時代にルイセンコ学説を批判したのを例外として政治的問題はいっさい扱わないとするこの学会の大原則を破り、同じ場で、遺伝学と社会の問題を取り上げるよう働きかけたのである。こうして実現したのが、遺伝学者G・アレンによる異例の講演、「遺伝学、優生学、階級闘争」(*Genetics*, 第七九巻、一九七五年)であった。ここでアレンは、七二年に出版されたばかりのK・ラドマラーの著書、『遺伝学とアメリカ社会』に依拠しながら、アメリカ優生学の歴史の本格的なレビューを行った。それは、苦渋に満ちたアメリカ現代史の展望となった。

そして、このような実証的なアメリカの優生学史研究が開始されたことは、批判的な若手研究者たちにとっては、もっと凄惨なナチス優生政策の実態があったはずだ、という間接的なメッセージとなった。ベックウィズは、「アメリカにおける遺伝学の社会的政治的利用――その過去と現在」(Annals of NY Academy of Science, 一九七六年)という講演で、アメリカにおける優生学の歴史をおさえたうえで、さまざまな遺伝決定論の言説やバイオテクノロジー、具体的にはまだ実現していなかった遺伝子治療・体外受精・クローンなどにも言及しながら、科学の神話化を告発し、このような危機に応じられるよう社会制度を変えるべきだと主張した。こうしてナチス優生政策は、この時代に「否定的に再発見された」のである。

しかしこの時点での批判の多くは、危機の例として、ナチスの優生政策や人種政策を列挙するにとどまらざるをえなかった。ナチス優生政策の実証研究が本格化するのは、八〇年代以降である。一九八〇年五月、ベルリンで開かれたドイツ保健学会は、それまでの重い重いタブーを打ち破って「ナチス医学、タブーの過去か不可避の伝統か」というシンポジウムを敢行し、これによって本格的な実証研究への突破口が開かれた。

このような歴史的な事情をとりわけ力説するのは、ナチズム＝優生社会＝巨悪という広く流布している図式の下で優生学を語ることからいったん離脱すべきだ、と考えるからである。この解釈図式にどっぷりつかっているかぎり、優生学的言説はすべて、歴史的な流れとは無関係に、ナチス優生学を頂点とする悪の階位表のなかに配列されてしまう。そしてそのことは、現在われわれが直面する問題を正確に把握しようとするとき、かえって有害とすらなるようにみえるからである。

第二章

ドイツ——優生学はナチズムか？

*市野川容孝

1——ナチズムの再発見

ヒトラーという隠喩

一九九七年二月にクローン羊のドリーが生まれた直後、これを報じたドイツの週刊誌『シュピーゲル』（九七年三月三日号）は、次ページに掲げた図のような表紙で飾られた。

スーパーモデル、クラウディア・シェーファーのような美女も、アインシュタインのような英知も、そしてヒトラーのような悪人も、クローニングによって、そっくりそのまま複製できるようになる——それがこの絵のメッセージであることは一目瞭然だ。しかし、ここにはもう少し深い解釈が可能だし、必要だろう。

ヒトラーは、ここで実は二重の役割を果たしている。つまり、ヒトラーは（アインシュタインと同様）クローニングによって複製されることが可能な人間というだけでなく、そういう複製技術そのものを欲した人間、遺伝決定論にもとづいて人間の改造をもくろんだ張本人として位置づけられているのである。この表紙には、大きく「原罪」というキャプションがつけられているが、神が「食べてはならない、触れてもならない」と言った果実を口にしてしまったアダムとイブと同様、人間はクローニングに着手することで、犯してはならないタブーを、今日、再び犯しつつある、そして、ヒトラーこそ、そのような悪を体現する人物に他ならない、というメッセージがここには込められている。ヒトラーは、この表紙を構成する一部分であると同時に、その全体である。

『シュピーゲル』誌のこの表紙は、遺伝子操作や優生学と聞けば、それらをヒトラーやナチズムに直結させる連想の枠組み、第二次大戦後、少なからぬ人びとに共有され、またそれなりの根拠がある歴史認識を、色濃く反映している。しかし、本章で明らかにしたいのは、こうした〝ヒトラーという隠喩〟が、優生学の歴史の多くを、逆に見えなくさせるということなのである。

フリッツ・N

あるドイツ人の半生をふりかえることから始めよう。

一九一五年にドイツ北部の町レンツブルクに生まれたフリッツ・Nは、三四年の秋にドイツ海軍に入隊したが、そこでの生活に耐えられず、心身の不調を訴えた。上官は、これを間接的な命令服従拒否とみなし、彼をキールの海軍病院神経科に送致した。フリッツが精神科医の世話になるのは、これが初めてだった。三五年二月、フリッツは心身の虚弱を理由に除隊処分となり、故郷のレンツブルクに戻った。しかし同年九月、母親と暮らしていた彼は、シュレスヴィッヒの精神病院に強制入院させられた。

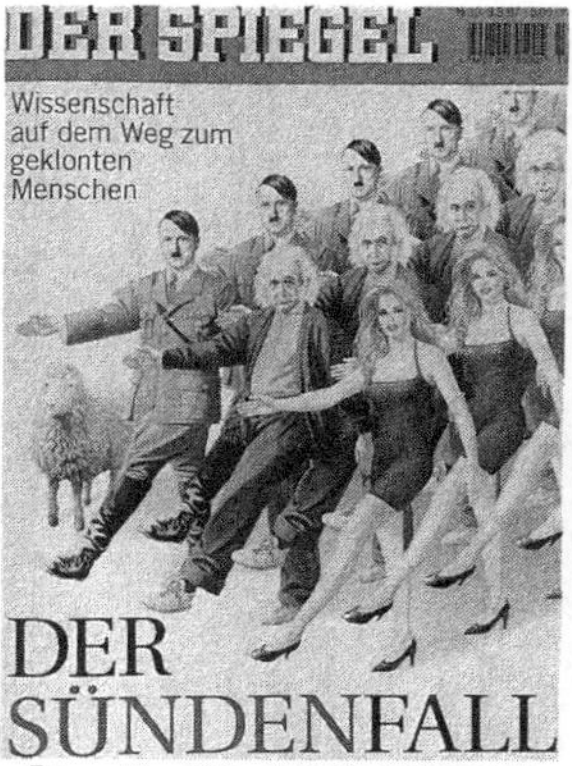

『シュピーゲル』1997年３月３日号の表紙（写真提供：ロイター）

そして、三六年に「精神分裂病」という診断の下に強制不妊手術を受け、そのまま入院生活を続けた。

ナチス政府は一九三九年に、安楽死計画を内密に開始する。しかし、精神病院の患者や施設にいた障害児が次々と「謎の死」をとげていくにつれ、そこで何か恐ろしいことがおこなわれているのではないかとの懸念が、当時すでにドイツ国内で広まっていった。三九年末、噂を耳にしたフリッツの母親は息子の身を案じ、病院長の反対を押し切って、フリッツを自分の家に連れ戻した。抵抗したのは、フリッツの母親だけではなかった。一九四一年八月三日、ミュンスターのカトリック教会司祭、クレメンス・アウグスト・フォン・ガーレンは説教の中で、ナチス政府の殺害計画を公に非難した。こうした批判に直面して、ヒトラーは同年八月二四日に口頭で、安楽死計画の中止を命じている。

家に戻ったフリッツは、倉庫作業員やトラック運転手として働いていたが、たびたび体調を崩し、精神病院の入退院を繰り返していた。最後にハンブルク大学病院精神科に入院したが、ほどなく、その近くのランゲンホルンの施設に移送された。この施設は、安楽死の対象となった患者を一時的に収容する中間施設だった。右の安楽死計画中止命令は、表向きのことにすぎず、その後も殺害は続けられていたが、戦況が厳しくなった四三年夏には、大規模な殺害が再開された。フリッツのランゲンホルンへの移送も、この頃である。

フリッツは一九四四年一月、東部地域(現ポーランド領)のメーゼリッツに送られ、そこで死と背中合わせの生活を送ることになる。しかし、ソ連軍の接近によって、施設の運営にあたっていたドイツ人が次々と逃亡したため、フリッツは四五年一月、他の患者たちと施設を脱出することに成功した。寒さに凍え、夜通しで歩き、列車に隠れて乗り込み、彼は同年二月に、やっとのこと故郷のレンツブルクにたどりついた。しばらくの間、フリッツは人目につかないように暮らしていた。誰かに見つかってまた病院送りになることを、心の底から恐れたからである。

見捨てられた人びと

戦後の一九四六年五月、フリッツはレンツブルク地区の特別救済委員会に、ナチスによる迫害の被害者として認定してもらうため、申請をおこなった。しかし、この申請は四七年一二月に却下される。その理由は、フリッツに対しておこなわれた不妊手術は三三年の「遺伝病子孫予防法」(断種法)にもとづいた合法的な処置であり、彼に下された「精神分裂病」という診断も正しいというものだった。

一九五三年に旧西ドイツでは、ナチスによる迫害の被害者に対する戦後補償の制度化のため「連邦補償法(当初は連邦補完法)」が制定された。この法律の制定を機に、フリッツは五五年一一月、キールの州補償局に対して、被害者としての認定と補償を求める二度目の申請をおこなった。しかしこのときも、フリッツに対する不妊手術は三三年の断種法にもとづく合法的な処置だったこと、彼に下された「精神分裂病」との診断は正しいことを理由に、申請は却下された。

「連邦補償法」は、フリッツに対して何の救いの手も差し伸べなかった。その第一条が定める「被迫害者」とは、「政治的敵対関係」あるいは「人種、信仰、世界観」を理由に迫害された者であり、社会主義者やユダヤ人はそこに含まれても、ナチスの優生政策の被害者はそこから除外されていたからである。

一九八〇年代の変容

転機が訪れたのは一九八〇年である。

この年、旧西ドイツ連邦政府は、「連邦補償法」の対象からもれる被害者の救済を目的とした「一般戦争帰結法」(一九五七年制定)を適用して、ナチズム期におこなわれた強制不妊手術の被害者に対し、一回限りの補償金五〇〇〇マルク(約四〇万円)を支払う旨の決定をおこなった。一般人はもとより、被害者にとってもタブーとされていた過去に徐々に光があてられていく。八七年二月には、当事者を中心とした「『安楽死』・強制不妊手術被害者連合会」が結成された。この連合会は、それまで孤立していた被害者を互いに結びつけ、五〇〇〇マルクの補償金の受給を促すとともに、連邦議会に対して、さらなる補償を求めて積極的に働きかけていった。

同年六月には連邦議会で公聴会が開かれ、「連合会」は初めて公の場で自分たちの経験について語ることができた。これを受けて、連邦議会は翌年六月、次のような決議を採択する。「ドイツ連邦議会は、一九三三年七月一〇日制定の遺伝病子孫予防法によって計画され、この法律にもとづいて一九三三年から一九四五年の間に実施された強制的不妊手術が、ナチスによる不正であることを確認する。／この措置は、『生きるに値しない生命』というナチスの非人道的な考えの一つのあらわれであり、ドイツ連邦議会はこの措置を弾劾する。／強制不妊手術の被害者ならびにその親族に対して、ドイツ連邦議会は敬意と同情の念を表明する〔以下略〕」。

よく読めばわかるのだが、この決議は、ナチスの遺伝病子孫予防法そのものを弾劾しているわけではない。この法律にもとづいてナチス政府が実施した措置のみを不正としているのだが、しかし、それでもこの決議は被害者に対する補償を拡充するための一つの大きなバネとなった。九〇年には、「一般戦争帰結法」の適用ガイドラインが改正され、すべての強制不妊手術被害者に対し、生活状態に関わりなく、本人の申請にもとづいて月額最低一〇〇マルク（約九〇〇〇円）の年金が支払われるようになり、また、八〇年以来の五〇〇〇マルクの補償金支給も、安楽死計画によって身内をなくしたために困窮状態におちいったその家族にまで拡大された。

フリッツ・Nは一九八四年一一月、長い沈黙を破って、三六年に遺伝健康裁判所（三三年の断種法にもとづいて設置された機関）が自分に下した強制不妊手術の実施判決を取り消すよう、キールの区裁判所に申し立てた。同じ申し立てをフリッツは五七年におこなったが、却下されていた。しかし、今回は違う。三六年にフリッツに対して下された遺伝健康裁判所の判決は「不正」との判断と、この判決の取消しが、八六年二月に宣言された。それから一〇年余りたった九八年五月二八日、ドイツ連邦議会は、ナチズム期に遺伝健康裁判所が下した強制不妊手術の判決すべてを、当時なされた他の不正な判決とともに無効とする法律を可決している。

ナチズムの二つの地層

ナチズムには、相互にはっきり分かれる二つの地層がある。一つは、ユダヤ人その他に対する人種差別と政治的迫害の層であり、もう一つは強制不妊手術や安楽死をもたらした優生政策の層である。

確かに、この二つの地層はヒトラーという人物の下で緊密に重なり合っていた。障害者の安楽死で産み出された大量殺害の方法が、アウシュビッツその他の強制収容所で応用されたという事実もある。また、強制不妊手術や安楽死計画の被害者に対する戦後補償を求めて活動した人びとも、それを何とか実現させる一つの政治的工夫として、ナチスの断種法と安楽死計画が、人種差別その他の犯罪的行為と同じく、ナチス固有の不正であると主張してきた。

しかしながら、一九五三年の「連邦補償法」によって即座になされたユダヤ人や政治的迫害の被害者に対する補償と、フリッツ・Nのような人びとに対し、八〇年代になってようやく認められるようになった補償とを隔てる、三〇年という時の溝を埋めることはできないし、この溝は、そのままナチズムを二つの地層に分ける裂け目をあらわしていると言えるだろう。本書全体が明らかにするように、人種差別にもとづくユダヤ人の大量虐殺や、残忍な政治的迫害がないような国でも、ナチスと類似した優生政策は実施されていた。そうした歴史的事実をきちんと認識するためにも、二つの地層の違いに留意することは重要である。
しかし、それにしても、フリッツ・Nの半生を小さな木の葉のように翻弄しながら押し流していった歴史の流れとは、いったいどういうものなのだろうか。

2——ドイツにおける優生学の形成

細菌学と優生学

ドイツで優生学(人種衛生学)が学問として形を整えはじめるのは、一九世紀後半である。それは近代医学を大きく前進させた細菌学の隆盛と、時期的にほぼ重なっている。いや正確には、優生学は細菌学を真後ろから追いかけるかたちで登場してくるのである。

コッホを中心とした細菌学は、コレラやチフスといった伝染病から人びとの命を救うことに多大な貢献をなした。しかし、細菌学の研究が進むにつれて、皮肉なことに細菌学自体の限界が徐々に露呈しはじめる。例えば、結核菌に感染しているかどうかの調査を、より多くの人びとに対しておこなっていけばいくほど、菌に感染しているのに肺結核を発症しない人の存在が確かめられていった。HIVの場合もそうだが、感染は即、発症を意味するわけではない。むろん、結核菌なしに肺結核はありえないが、その発症には細菌の侵入以外のもっと複雑な要因が絡んでいる。

感染を発症に悪化させる要因として考えられたのが、まず第一に、人びとの生活環境だった。この考えは以前から見られたもので、細菌学によって諸々の病原菌が発見される以前、一九世紀半ばには、多くの医師たちが、コレラやチフスの原因として、人びと(とりわけ貧困層)の劣悪な栄養状態や住宅環境に注目した。例えば、細胞病理学の確立者として名高いルドルフ・ヴィルヒョウは、「医学とは一種の社会科学である」と述べながら、貧困の解消等の社会改革もまた医学の重要な課題であると説いた。

後でもふれるアルフレート・グロートヤーンは、感染が必ずしも発症を意味しないという細菌学の限界を見きわめながら、このヴィルヒョウ以来の伝統を「社会衛生学」として継承した人物である。グロートヤーンは、肺結核の発症をもたらす社会的な要因に注目した。例えば、粉塵《ふんじん》の多い職場で働く人は、それを吸い込むことで肺を傷めやすく、他の職業の人よりも肺結核の発症率が高い。また、発症ではなく感染そのものに関係することだが、貧しい階層の人びとは狭い住居に密集して暮らしているため、それが感染率を高める。さらにグロートヤーンは、所得と肺結核による死亡率が反比例の関係にあることを強調する。つまり、所得が低ければ低いほど、肺結核による死亡率は逆に高くなるというのである(『社会病理学』第三版、一九二三年)。

「遺伝」という概念

しかしながら、グロートヤーンは、肺結核の発症をもたらす原因として、さらにもう一つのものを付け加える。「肺結核の蔓延《まんえん》が多分に社会的、経済的要因によって引き起こされていることは疑問の余地がない。しかし、その際、社会的原因の影響力にも一定の限界があるということを認めないならば、それは問題を誤ってとらえていることになる。その限界は、肺結核が発症しやすい体質において見出すことができ、この体質はここでもまた多くの場合、遺伝による身体の低価値性にもとづいている」(同書)。つまり、菌に感染しても発症には至らない(丈夫な)体質と、その逆に、すぐに発症してしまう(虚弱な)体質があって、その違いは遺伝による、というのである。病の原因として、まず細菌の侵入等、個々人の身体に関わるものが、第二に貧困等の社会的なものがあげられるとしても、そこには第三に、遺伝に由来するものが付け加わるのであり、これに対応して、医学も「個人を対象とした保健」、社会環境を整備する「社会衛生学」、そして遺伝的「低価値性」の進行を抑止する「優生学」の三つを課題としなければならないとグロートヤーンは説いた。そして、グロートヤーンは、とりわけ精神疾患を本質的に遺伝によるものとし、その発症に関する社会環境の影響は二次的なものにすぎないと断定した。

優生学が医学的にも説得力をもつようになった一つの歴史的道筋は、おおよそ次のようなものだ。まず、細菌学の発達によって多くの伝染病が克服可能なものとなる。外科技術の進歩、新薬の開発なども、さまざまな病気の克服に大きく貢献した。さらに社会環境の整備を通じて、罹病率《りびょう》や死亡率を引き下げる努力がなされた。しかし、それでもいくつかの病や障害は克服できないものとして残った。少なくとも今世紀初頭において、「遺伝」という概念は、厳密な科学的概念としてよりも、克服できないこれらの病や障害を説明する一つのマジック・ワードとして多分に機能した。肺結核の発症を遺伝に結びつける、グロートヤーンの先のような主張が、特効薬のペニシリンによって肺結核が十分治療可能なものとなる三〇年代以降、影をひそめるようになるという事実は、かつて遺伝概念が担っていたそうした機能をよく物語っている。

そして、優生学の課題は、遺伝として説明された不治の病や障害をもつ人びとがその生命を再生産する回路を、何らかの方法で遮断することによって、彼らの病や障害そのものを将来、社会から根絶することに、求められたのである。

シャルマイヤーの優生学

ヴィルヘルム・シャルマイヤーは、グロートヤーンに先立って、優生学の雛型《ひながた》をドイツでもっとも早く提示した人物である。

シャルマイヤーは、一八五七年二月、ドイツのバイエルン地方に生まれた。ミュンヘン、そしてライプツィヒの大学で、まず社会科学と哲学を学び、社会主義にも大きな関心を寄せたが、彼の考えは、シュモラーらの「講壇社会主義」に近く、革命によってではなく、国家が社会主義的諸政策を実施することによって問題を解決していくべきだというものだった。一八八一年に、本格的に医学の勉強を始め、八四年に医師免許を取得、その後、船医としてブラジルに赴く。八七年に帰国後、開業医となったが、すぐに廃業して、性病に関する専門的な勉強をウィーン、ライプツィヒ、ドレースデンの大学でおさめた。九四年に再び船医として、今度は東アジア(中国その他)に向かうが、帰国後しばらく性病の専門医として働いた後、九七年には職を辞して、以後、一九一九年に心臓発作で生涯を閉じるまで、在野の一研究者として活動した。

このシャルマイヤーが一八九一年に著した『文明人を襲う身体的変質(退化)』は、ドイツで初めて優生学を本格的に論じた書物とされている。

シャルマイヤーの基本的主張は、文明、文化が発展すればするほど、淘汰が阻害され、人間の「変質」(退化 Entartung)が進むというものだが、それはすでにダーウィンによって述べられていた。ダーウィンは『人間の由来』(一八七一年)の中で、文明社会は、福祉政策の整備や医療技術の進歩によって、その「虚弱な構成員」の生命を維持するよう努めているが、それは人間という種の「変質」(退化 degeneration)を加速させることになっていると述べた。

変質の三つの原因

この「変質」(退化)の原因として、シャルマイヤーは三つのものをあげている。

まず第一に、医学ないし公衆衛生の発達である。ダーウィンと同様、シャルマイヤーも、医学の発達によって、それまで淘汰されてきた虚弱な個体が延命と生殖を許されるようになったと考える。コッホの細菌学も、ここでは否定的に受けとめられる。淘汰のメカニズムは「欠陥をもっていたり、全般的に虚弱な人間、例えば結核患者を延命させる医学の働きによって弱められる。医学はまた、そうした人間たちに、自然が純粋な形で支配するときよりも、より多くの子孫を残す機会を与えてしまう」（『文明人を襲う身体的変質』、以下六七頁までの引用は同書による）。

第二に、戦争と兵役制度である。戦争は、徴兵検査にパスする屈強な人間を死に追いやったり、負傷させる一方で、徴兵検査で失格するような欠陥のある人間には、銃後で安全に暮らすことを許すとシャルマイヤーは言う。しかもさまざまな職が後者によって占められてしまうために、兵役従事者は戦場から帰ってきても、職につくことさえままならず、結婚して子どもをもつこともできない。戦争で負傷した場合にはなおさらそうだ。戦争と兵役制度によって「身体に欠陥のある者は家族を形成することが容易になり、その逆に、身体の屈強な者はそれが難しくなる。これが現在おこなわれている淘汰なのだ！　自然がおこなう淘汰はこれとは正反対のものである」。

第三に、私有財産制もしくは資本制。この制度の下では、自己の労働力以外に何も売るものがない労働者、しかし別の見方をすれば、厳しい労働に耐えうる屈強な労働者が貧困に苦しみ、家族をもつことも困難である。たとえ労働者が、家族を形成しうるほどの財力を蓄えたとしても、その頃には相当の年齢に達しており、生殖には不適切である。逆に、他人の労働を搾取して生きている資本家は、労働能力のない虚弱な者でも生き延び、そして子どもをつくっている。

優生学の処方箋

では、これらの原因によって進行する変質（退化）をくい止めるために、何をすべきなのか。一つは、資本の国有化という社会主義の提言を何らかのかたちで導入することである。シャルマイヤーは、社会主義こそ優生学にもっとも適した社会制度だと考えていた。

もう一つは、戦争を抑止し、平和を恒常的に維持することである。シャルマイヤーは、一九一四年に第一次大戦が勃発するや、即座に「ヨーロッパの未来に関する反時代的考察」と題する論考を発表し、即時停戦と講和を呼びかけた。右派勢力ばかりか、各国の社会主義政党までが自国の参戦を支持し、その結果、第二インターナショナルを自ら崩壊に導いた当時の状況を考えれば、彼の主張はまさに「反時代的」なものだった。

しかし、医学がもたらす影響には、どう対処すればよいのか。

シャルマイヤーは、これまで「治療」中心だった医学のあり方を「予防」重視のそれに変え、なかでも子どもをつくる生殖の過程で疾患や障害が次世代に伝達されないようにしなければならないと説いた。その具体策として彼が提示するのが「病歴記録証」(Krankenpaß) である。これは、パスポートを手本に考案されたもので、表には氏名、生年月日、出身地、住所など本人の身元が確認できる事項を記入し、裏にはその人間がこれまでにかかった病歴をできるだけ詳しく記入する、この記録証は公立の保健局が管理し、婚姻届を役所に出す際には、男女双方が必ずこの記録証を提示するよう義務づける、というのが、シャルマイヤーの提案だった。

シャルマイヤーは、特定の者の婚姻を法律で禁止することには原則的に反対する。そんなことをしなくとも、この記録証があれば、結婚相手の病歴がわかるし、また記録証を保健局が集中的に管理すれば、本人ばかりでなく、その家族がどのような病歴をもっているかもわかるようになる。これらの情報をふまえて、結婚するかしないかを決められるようになれば十分であり、その際に〝賢明〟な判断が下せるよう、医学、とりわけ遺伝学の知識を大衆に広めなければならないと彼は説いた。なるほど、こうした制度は、医師の守秘義務に反することかもしれない。しかし、シャルマイヤーは、性病や遺伝病については「患者一人の利益を無条件に守れば、他の多くの人間の利益が犠牲にされてしまう」として、後者の利益を前者に優先させた。

淘汰のメカニズムを阻害するものとして文化や文明は、総じて否定的に評価される。しかし、シャルマイヤーは、文化の発達によって諸民族間の交通がさかんになり、その結果、混血の機会が増えることは優生学的に見て望ましいとした。「近代文明によって交通が容易になり、その結果、混血が促進されることは、文化がもたらす好ましい影響だと言えるだろう」。シャルマイヤーは、ユダヤ人から市民権を奪い、ユダヤ人とドイツ人の結婚を禁じたナチスの人種差別政策とはまったく逆の考えをもっていた。優生学は即、人種主義を意味するわけではない。人種主義に結びついた優生学は、当初はドイツでも傍流にすぎなかったのである。

さらにシャルマイヤーは、病気の「治療」ではなく、その「予防」に定位した優生学を実践するための制度的条件として、「医師の国有化」を提言する。つまり、医師が個々の患者から報酬をもらうのではなく、国か地方自治体から一定の俸給をもらいながら医療をおこなえるようにせよ、というのである。患者からの報酬に依存している限り医師は予防に力を注ぐことはできないと、彼は言う。守秘義務というものは、クライアント(患者=顧客)から信頼と、そして雇用を獲得しつづけるためにも医師に課せられるが、シャルマイヤーは、まさにそれが優生学の実践を妨げていると言う。患者からの報酬に依存している民間医たちは「何もかも承知のうえで、感染者が自分の病気を他人にうつすのを黙って見ていなければならないのである」。

シャルマイヤーは、鉄鋼王のF・A・クルップがスポンサーとなった懸賞論文(課題は「国家の内政的発展および立法の点で、われわれが進化論の諸原理から学ぶことは何か」)に応募し、先の九一年の小著で提示した論を、より詳細に展開した『諸民族の生命過程における遺伝と淘汰』によって、第一位に輝いた(一九〇三年)。このクルップ賞受賞によって、シャルマイヤーはドイツ優生学の第一人者と目されるようになった。

アルフレート・プレッツ

ドイツにおける優生学の確立において、シャルマイヤーと並んで重要な役割を果たしたのが、アルフレート・プレッツである。

プレッツは一八六〇年八月、バルト海に臨みポーランドと国境を接する北ドイツのポンメルン地方に生まれた。ギムナジウム時代には自然科学に関心を寄せ、ダーウィンやヘッケルの著作をむさぼるように読んだが、同時に、ロマン派の文学に親しみながら、ローマ文化やキリスト教に支配される以前の古代ゲルマン文化に対して、強い郷愁を抱くようになった。シャルマイヤーと異なり、プレッツは強い民族主義的志向をもっており、アーリア民族こそもっとも優秀で、その優秀さは他の民族との混血によって次第に損なわれてきたと説くフランス人ゴビノーの教えを広めるため、一八九四年に設立された「ゴビノー協会」とも、関係をもっていた。しかし、プレッツは科学としての人種衛生学（優生学）と、自分の個人的信条としての民族主義の区別を守り、後者の考えを公の場で口にすることは、極力避けた。彼の民族主義的活動は、どれも秘密結社のかたちをとったものだった。

社会主義もまた、若きプレッツに大きな影響を与えた。ギムナジウムを修了後、プレッツは、理想社会の建設のため、それまでの自然科学への傾倒を捨てて、ブレスラウで経済学を学び始め、さらにチューリッヒに移って社会主義の思想に接近していく。当時チューリッヒは、ビスマルクの社会主義者鎮圧法（一八七八―九〇年）により国内での活動を禁じられたドイツの社会主義者にとって、避難所の役目を果たしていた。チューリッヒでプレッツは、A・ベーベル（ドイツ社民党の創設者）らと交流をもつようになる。

経済学を学ぶかたわら、プレッツは社会主義の可能性を自分の目で確かめようと思い、一八八四年、アメリカのアイオワ州にあった「イカリア」というコロニーに半年ほど体験入植した。このコロニーは、フランスの社会主義者エティエンヌ・キャベーが一八四八年に、社会主義の理想にもとづいて建設したものである。しかし「イカリア」での体験は、彼を幻滅させた。プレッツの目には、このコロニーが喧嘩、怠惰、裏切りの横行する社会として映った。プレッツは、こうした悪癖が多分に生物学的な要因によって決定されているのではないかと考えるようになり、アメリカからチューリッヒに戻るや、専攻を医学に変えた。プレッツは社会主義を完全に捨てたわけではなかったが、社会改革と同時に、人間の生物学的質を改善していくこと、つまり人種衛生学(優生学)の必要性を強く意識するようになった。

一八九五年に、プレッツは主著『人種衛生学・第一巻――われわれの種の屈強さと弱者の保護』を発表した。その序文で、プレッツは第二巻の出版を予告し、そこで人種衛生学(優生学)のより具体的なプログラムを提示すると述べているが、この第二巻はついに出版されなかった。プレッツは、自著の刊行よりも、人種衛生学(優生学)の実践に向けた組織づくりに力を注ぐようになる。彼は、一九〇四年に『人種―社会生物学論叢』(*Archiv für Rassen- und Gesellschafts-Biologie*)を創刊し、さらに翌年六月に、これを母体としてベルリンで「人種衛生学会」を設立した。周知のように、この学会はドイツ優生学の一つの牙城となった。前述のシャルマイヤーも、その中心メンバーとなった。

プレッツの人種衛生学

プレッツの主張を、彼が第一回社会学者会議(一九一〇年一〇月、於フランクフルト)でおこなった講演「種という概念と社会という概念」をもとに概観しよう。

プレッツは「社会」(Gesellschaft)という概念と「種」(Rasse)という概念の違いを強調する。「社会」も「種」も個体の集合であることに変わりないが、しかし、両者における個体間の関係は決定的に異なるとプレッツは言う。「社会」に支配的な原理は、隣人愛や愛他主義といった「相互扶助」であり、これまでの医療、公衆衛生、福祉政策、そして社会主義は、どれもこの原理に依拠しているとプレッツは考える。

これに対して「種」は「持続する生命体」と定義されるが、それは三つの特徴をもっている。まず第一に、時間的な連続性である。プレッツはRasseという言葉の語源に注意を促す。グリムの辞典によればRasseの語源はReiszaという古語に求められ、これはもともと「線」を意味していた。生命が一つの線のように時を隔てて連続するというニュアンスをうまく表現しているとして、プレッツはこのRasseという言葉を好んだ。

第二に、個々の要素を超越した全体性である。生命が種として持続し、進化するためには、その個々の要素を犠牲にすることも必要だと考えるプレッツは、相互扶助によって個々人の生命をあくまで維持しようと努める「社会」の原理を批判的にとらえる。

第三に、闘争、淘汰の原理である。ダーウィンはrace(品種)をspecies(種)の下位概念、そのヴァリエーションとして設定し、種の進化は、品種間の生存闘争と淘汰によってもたらされると説明した。だとすれば、その都度、種として存在するものは、他の品種を淘汰して生き延びた特定の品種に他ならないことになり、race を species と同義に用いることも不可能ではない。右の語源的問題もあるが、プレッツはこの闘争、淘汰のメカニズムを強調するために、(Spezies や Art というドイツ語ではなく) Rasse という言葉に執着し、しかもこれを複数形で用いた。

プレッツの説く Rassenhygiene は、非常に訳しにくい言葉である。日本では従来「民族衛生学」と訳され、この訳語がすでに定着しているが、語義が正確に伝わらないという難点がある。Rasse は「民族」(Volk) ではないし、人間以外の動植物にも適用可能な概念である。またプレッツが最初に考えた淘汰は、民族や人種の間よりも、まずその内部でなされるべきものであり、彼にとっての最初の課題も、ゲルマン民族内部の「低価値者」とされた品種 (Rasse) の淘汰だった。

Rassenhygiene は、種という観点に立った、人間に関する新しい衛生学という意味であり、ここでは「人(-)種衛生学」と訳しておく。「人種衛生学」は、少なくとも学問としては「優生学」(Eugenik) とほとんど変わりなかったし、反ユダヤ主義とは無縁のリベラルな人びとも、当時 Rassenhygiene という言葉を無頓着に使っていた。プレッツを中心とした一派に見え隠れする民族主義、人種主義を嫌ったグロートヤーン (前述) などは「人種衛生学」という言葉を嫌い、「優生学」あるいはプレッツ自身が最初に用いた「生殖衛生学」という言葉で通したけれども、そのグロートヤーンもまた、プレッツの「人種衛生学会」の正式会員だったのである。

「社会」という概念からは隣人愛や相互扶助が求められ、その反対に「種」という概念からは闘争と淘汰が求められるとしたうえで、プレッツは後者の重要性を強調する。相互扶助によって成り立つ「社会」は、連綿と生き続ける「種」の一つのヴァリエーションにすぎない。にもかかわらず、今日では「社会」の存立を支える隣人愛や愛他主義の原理が、「虚弱者」を生き長らえさせることによって「種」の進化を妨げていると説きながら、プレッツは「種」の観点からの「社会」の再編成を訴えた。「社会を形成する諸個人の社会的な美徳（＝相互扶助）が、種の内部での変質（退化）過程ゆえに、もはやその重要性を失っているならば、社会の連関は緩められ、社会の維持は疑問にふされなければならないのです」（「種という概念と社会という概念」）。

しかし、プレッツは社会や相互扶助の原理を頭から否定したわけではない。その重要性を認めながらも、これを種や淘汰の原理と何とか両立させることに、彼は最大の知的努力をそそいだ。プレッツはその解決策を、淘汰の過程を出生前に移行させることに求めた。「解決策は、次の二つの方法による以外には考えられないと思います。まず第一に、暫定的な処置として、いわゆる自然淘汰を性的なものに転換すること。これによって、劣った資質の個人が子孫をもつこと、そして自らの欠陥を遺伝させることが防げます。第二に、最終的な処置として、淘汰の過程そのものを有機体としての個人の段階から、細胞、とりわけ生殖細胞の段階に移行させることです。言い換えれば、淘汰の過程を変異と遺伝の操作へと、あるいは低価値であることが何らかの形で観察ないし推定できる無能力な生殖細胞の除去へと切り換えるということです」(同講演)。この提案をプレッツは、すでに一八九五年の主著(前述)でおこなっており、その実現に向けた学問を「生殖衛生学」(Fortpflanzungshygiene)と命名した。誕生し、成長した人間を、その「虚弱さ」ゆえに淘汰=抹殺することが愛他主義の原理に反するのであれば、それを人間の出生前に移行させれば矛盾は回避できる、というわけだ。

プレッツがここで説く前者の「暫定的な処置」とは、具体的には、遺伝性とされた疾患や障害をもつ人びとの結婚や子づくりの禁止、あるいはそういう人びとに対する不妊手術を意味している。これらは、今日からすれば、きわめてずさんな遺伝学的知見を背景にしていたとはいえ、当時すでに実行可能なものだった。

しかし、プレッツの考える「最終的な処置」は、さらにその先を目指していた。一九六〇年代以降、超音波診断、羊水検査、絨毛生検、そして母体血清マーカー検査といった出生前診断の技術が次々と開発、応用されるようになり、胎児の障害の有無を調べたうえで中絶することが可能となった。また七〇年代末以降の体外受精技術は、遺伝的に「欠陥」のある卵子や精子や受精卵を事前に除去し、「正常」なもののみを受精や着床に用いること(着床前診断)を可能にした。さらには、生殖細胞や受精卵に対する遺伝子治療も登場しつつある。これらの技術は、プレッツの時代には、まだ夢でしかなかった。しかし、彼は一〇〇年も前にその到来を予見し、待ち望んでいたのである。

3——ワイマール共和国と優生学

廃墟から出発した福祉国家

一九一八年に成立したワイマール共和国を特徴づけるものは、少なくとも二つある。一つは、それが敗戦後の廃墟から出発した社会だということである。第一次大戦は、それまで人類が経験したことのなかった規模の大戦争であり、それが残した傷跡は、敗戦国ドイツの場合、いっそう、深かった。

第二に、ワイマール共和国は、憲法によって福祉国家にかたちを与えたドイツで初めての社会である。社会民主党を中心に制定されたワイマール憲法（一九一九年八月）は、「所有は義務をともなう」というかたちで自由主義経済に一定の歯止めをかけ（第一五三条）、包括的な社会保険制度の導入（第一六一条）や、労働者の権利の保障（第一五九条、第一六五条）などによって、すべての者に「人間としての尊厳を有する生活」を保障することを社会の義務とした（第一五一条）。

救貧法その他の福祉政策によって人間の淘汰が阻害されているとしたダーウィン、あるいは万人を病や死から守るための医療や公衆衛生の発達が「変質」（退化）に拍車をかけると説いたシャルマイヤー、あるいは「社会」の根幹にある「相互扶助」の原理を「種」の観点から批判したプレッツ——彼らの主張を念頭におくとき、福祉国家と優生学はおよそ対極に位置するもののように思える。しかしながら、事実はむしろ逆で、福祉国家の建設を目指して出発したワイマールの時代に、優生学は、社会意識の面でも、また具体的な政策の面でも、ゆっくりと、しかし着実にドイツ社会に根をはっていった。ナチスの優生政策も、ブロックを一つ一つ積み上げるようなそうした展開の延長線上に登場すると考えるべきだろう。しかし、最後に積まれたこのナチスという巨大な岩は、反ユダヤ主義、恐怖政治、軍国主義といった要素を含んでおり、見方によっては、それまでの優生学の積み上げは、この岩によってかなりの部分が押しつぶされ、変形させられたと言えなくもない。

もう一つ留意すべきなのは、ワイマール期のドイツは、戦争後の廃墟からの出発、そして福祉国家の立ち上げという二つの点で、第二次大戦後の日本と非常によく似ているということである。無視できない違いもあるが、優生政策が戦後になって本格化していく日本の問題(第五章)を考えるうえでも、ワイマール期のドイツの動向は何らかの手がかりを与えてくれるだろう。

反戦平和と優生学

まず、敗戦後の社会というワイマール共和国の第一の特徴と、優生学の関係を見てみよう。

今日、少なからぬ人が、優生学は、戦争に向けた富国強兵政策の一つであると考え、またその視座から優生学を批判する。そういう事実がまったくなかったわけではないが、しかし、この見方は今世紀の優生学のかなりの部分を逆に見えなくさせる。前述のシャルマイヤーをはじめ、多くの優生学者たちは、戦争を「逆淘汰」(生物学的に「優秀」な者が減り、「劣等」な者が逆に増えること）の一つとして真っ向から批判したのである。

プレッツは、優生政策を実現するうえで、ヒトラーに大きな期待をよせ、ナチスに接近していったが、同時に、戦争回避と平和の維持をもヒトラーに懇願していたのである。

一九三五年三月、ヒトラーはドイツの再軍備を宣言する。同年一〇月には、ムッソリーニがエチオピアに侵攻し、国際連盟は即座にイタリアに対する経済制裁を発動した。国際的緊張が一気に高まる。そうした最中、プレッツは三五年八月二六日から九月一日にかけてベルリンで開催された国際人口学会議の場で、「人種衛生学と戦争」と題する講演をおこなう。

プレッツは、一九三三年の断種法によってやっとドイツでも緒についた優生政策の成果が、再び戦争が開始されることで、すべて台無しにされることを何よりも恐れていた。「近い将来、戦争が開始されれば、それがもたらす逆淘汰の影響は、きわめて恐ろしいものになるでしょう。なぜなら、戦争は、生まれつき優秀な者の出生率が低下するのをくい止め、低価値な資質の持ち主を民族内部から除去するために人種衛生学が全精力を傾けておこなうことのすべてを、一瞬のうちに、何百倍、何千倍の規模で無に帰してしまうからであり、そのことによって、われわれの種は向上への道から突き落とされ、西洋文化は戦勝国においても、敗戦国においても、致命的な打撃を被ることになるからです。……人種衛生学を妨害する最も恐ろしい敵は、戦争に他なりません。人種衛生学は今日、必要不可欠なものであるがゆえに、われらドイツ人の総統ヒトラーも、国家社会主義はこれを全生活の中心に据えなければならないと宣言したのです。

この人種衛生学は平和においてのみ、その実を結ぶことができるのであって、それ以外に道はありえません！……われわれ人種衛生学者は平和を創造し、これを維持するよう誠心誠意、努力しなければならないのです」。

自衛のための再軍備こそ認めていたものの、プレッツは、ナチス首脳部との対立も覚悟のうえで、戦争抑止のため積極的に活動し、一九三六年には、北欧の優生学者たちの力添えでノーベル平和賞の候補者にさえなっている。

人間の国有化というプログラム

次に、福祉国家というワイマール共和国のもう一つの特徴と、優生学の関係について、見てみよう。

ドイツ社会民主党を中心にワイマール共和国の成立が宣言された直後、婦人科医で社会衛生学者のマックス・ヒルシュは、社民党の日刊機関紙である「フォアヴェルツ」（一九一八年一二月二八日付）に「国家の子ども」と題する論考をよせ、新生ドイツがなすべき人口政策について提言をおこなった。

人口政策には量と質の二つの側面があるが、戦争が終わりを告げた今、富国強兵のための人口増大政策はもはや必要なく、今後、力を注ぐべきなのは人口の質の向上だとヒルシュは説き、「何千もの子どもが、出生しても、劣悪な居住環境や栄養不足ゆえに死んでいる」現状の改善と、また「虚弱な子どもの出生を予防し、屈強な子どもが生まれ、生き長らえるようにすること」こそが「新生ドイツにおける人口政策の課題である」と述べた。

しかし、ヒルシュはもう一つ重要なことを提言している。

第一次大戦によって、多くの女性が夫を亡くし、また人口統計的にも、若い女性が男性に比べて過剰となり、一夫一婦制のかたちではパートナーを得られないという事態がもたらされた。その結果、主婦の役割に逃げ込めず、自分で働き、かつ子どもを育てなければならない女性が確実に増える。そうした女性たちの負担を軽減するために、子どもの養育を肩代わりする公共施設が必要だと説きながら、ヒルシュは次のように述べる。「来るべき世代は、単に親の子どもであることはできない。そうではなく、人民の子ども、国家の子どもでもあるのだ」。さらに次のようにも。「新しいドイツ人民国家において社会化(国有化)が着手されるのであれば、その対象として、経済において最も重要な財である人間の生命が忘れられてはならない」。

第一次大戦後のドイツ、少なくとも社会民主主義者の目に映った当時のドイツの状況は、今日のマルクス主義フェミニズムが「家父長制的資本制」と呼ぶもの、すなわち、女性たちを市場での労働から閉め出し、家族という私的領域に囲い込みながら、そこで労働力の再生産に向けた子どもの養育や、労働力として期待できなくなった老人、病人、障害者の介護に、彼女たちを無償で従事させるというあり方が(上野千鶴子『家父長制と資本制』)、そのままでは理想としても、現実としても、もはや立ち行かないというものだった。そうした状況の中で、福祉国家としてのワイマール共和国は、従来、家族という私的領域で女性たちに押しつけられてきたさまざまな役割を吸い上げ、その社会化(国有化)を目指した。「母性は、国家による保護と配慮を求める権利を有する」というワイマール憲法の規定(第一一九条)にも、そのことはよく表れている。

しかし同時に、それは、ヒルシュが明言したように、人間の生命が国有化=社会化されること、国家社会が家族という敷居を取っ払いながら、人間の生命の維持や再生産に深く介入していくことをも意味したのであり、そこにはまた「権利」と同時に「義務」が混入されていく。「子どもを身体的にも、精神的にも、社会的にも有能な人間に養育することは、親の最高の義務であり、かつ自然の権利であって、その実行については国家共同体がこれを監視する」(同、第一二〇条)。世界恐慌の後、ヒトラーは失業男性の群れに職を与えるため、母性を賞揚しながら女性を職場から家庭へ追い返そうとしたが、そのヒトラーにとっても「人間の国有化」は究極の目標だった(S・ハフナー『ヒトラーとは何か』)。

ゲルリッツ綱領とグロートヤーン

右のヒルシュの提言にも見られるように、社民党内部でも第一次大戦の終結、ワイマール共和国の誕生とともに、生産手段の国有化という従来の主張に加えて、人間の国有化、つまり医療政策、人口政策の整備を、という声が徐々に高まっていった。しかし、党の正式な綱領としては大戦後もエルフルト綱領(一八九一年)があるだけで、しかも、これは「医療と医薬の無料給付」しかうたっていなかった。自ら中心となって制定したワイマール憲法が、例えば母子福祉一つとっても右のように、かなり踏み込んだ規定をしている以上、社民党としても、これに見合うかたちで、新しい綱領に医療政策、人口政策に関する、より具体的な規定を組み込むべきではないかとの意見が出されるようになった。

一九二一年九月にゲルリッツで開催された党大会で、社民党は、エルフルト綱領に代わる新しい綱領を採択する。このゲルリッツ党大会に先立って、社民党は、この新綱領にどのような医療政策、人口政策を組み込むべきかに関する検討委員会を発足させたが、その首班となったのが、アルフレート・グロートヤーンだった。ワイマール共和国の成立に前後して、社民党の正式な党員となったグロートヤーンは、一九二〇年にベルリン大学教授（社会衛生学）にもなり、この件に関する権威と目されるようになっていた。

前述のように、グロートヤーン自身、優生学の必要性を訴えていたが、彼は、党の新綱領としては、社会保険制度や医療制度の充実を訴えるにとどめ、優生政策に関する具体的な提言を入れようとしなかった。その理由は、（先のM・ヒルシュとは異なり）グロートヤーンが、人口の質よりも量に定位した人口増大政策を優先させていた点にある。

ドイツの出生率は、次章で述べる北欧諸国と同様、二〇世紀に入ってかなり急激に低下した。普通出生率（人口一〇〇〇人当たりの出生数）は、三五近辺を出発点に下降し続け、特に第一次大戦中は急降下し、普通出生率は一五を、合計特殊出生率も二・〇を下回った。人口の量的増大よ

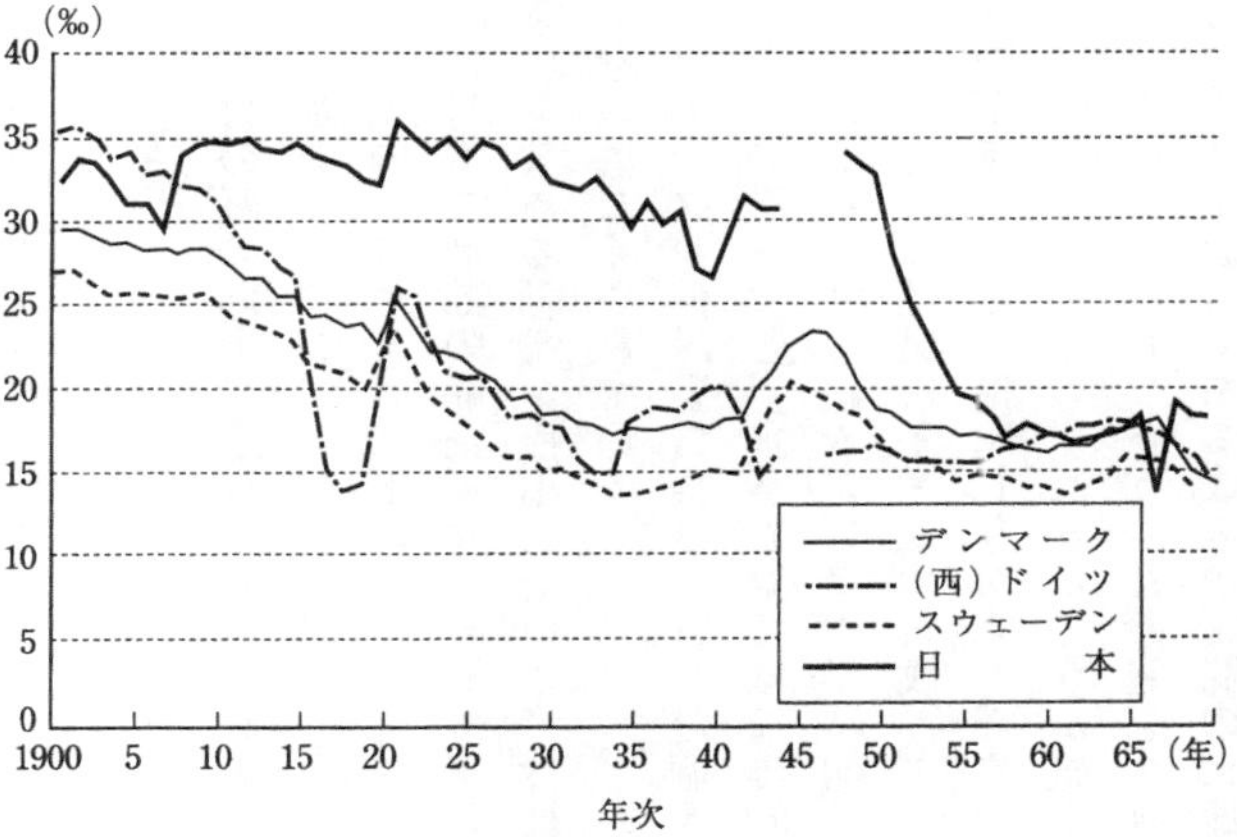

各国の普通出生率の推移

りも質の向上に重きをおく優生政策が、ドイツその他のヨーロッパ諸国で完全な支持をなかなか得られなかった一つの理由は、キリスト教の生命観と並んで、この出生率の低下にあった。

大戦中の一九一五年に、グロートヤーンは「ドイツ女性にとっての兵役」と題する論考を発表し、低下しつづける出生率に憂慮を示しながら、女性たちは、たとえ戦場に赴かなくとも、できる限り多く子どもを産むことによって、戦争がもたらす人口の損失を埋め合わせ、戦後の復興に備えるというかたちで国家に貢献できると説き、最少三人の子どもというノルマを設定した。しかし、戦争が多くの男性を死なせ、そのため女性もパートナーを得にくくなる以上、三人以上の子どもが生まれても、人口はやっと同数に保てるかどうかだとグロートヤーンは危惧した。

こうした考えのもと、グロートヤーンは、人口増大政策を推進するために、不妊手術その他の優生政策にブレーキをかけたのである。

幻の断種法

人口の質の向上に定位した優生政策に積極的だったのは、グロートヤーンとともに検討委員会に加わったアンドレアス・クナックという医師の方だった。クナックは、産児制限運動に与し、党内のフェミニストの主張にも深く共鳴しながら、ゲルリッツ党大会で、性病の撲滅、中絶に対する刑罰の廃止、女性の働く権利のさらなる保障(「未婚の母」となった女性公務員の解雇規定撤廃)を求める動議を提出している。彼は、そのラディカルな主張ゆえに、ナチズム期に政治亡命を余儀なくされている。

クナックが検討委員会で作成した個人草案も、男性同性愛者に対する刑罰規定(ドイツ刑法第一七五条)の撤廃など、当時としては進歩的な提言を盛り込んでいたが、彼の草案は、グロートヤーンのそれよりもはるかに優生学に傾斜したものだった。

「心身ともに健康な子どもの育成」と「身体的もしくは精神的な低価値者の生殖からの排除」を政策指針として提示しながら、クナックは次のように言う。「すべての成人について、その人が健康な子どもをつくれるかどうか確定できる水準にまで、今日の科学研究が達しているわけではない。しかし、そうした確定を、確固たる事実にもとづいて科学的におこなうことのできるケースが数多くあることは疑問の余地がない。精神的に低価値な資質、梅毒、そして慢性的なアルコール依存症のもたらす重い遺伝的欠陥がそうであり、そうした病気にかかっている者から生まれてくる、身体的にも精神的にも低価値な子どもたちは、社会全体にとって最も重い負担となっている」。法による強制ではなく、啓蒙と説得を通じて、これらの人びとに子づくりを自発的に断念させるべきだとしながらも、クナックは例外を認める。「精神的にも道徳的にも低価値な者に対しては、強制措置がとられなければならない。なぜなら、彼らには啓蒙や説得など不可能だからである」（巻末参考文献 A. Labisch 論文参照）。不妊手術という言葉こそ出てこないが、アメリカの断種法はクナックにとっても一つの模範だった。

しかし、クナックの急進的な提案は採用されず、委員会の結論としては、優生政策への言及を控えた前述のグロートヤーンの案に落ち着くことになった。だが、人間の生命の国有化（M・ヒルシュ）よりも、ゴータ綱領以来、掲げてきた生産手段の国有化の方が先決だとする社民党の大勢は、グロートヤーンの提言さえもゲルリッツ党大会では綱領として採択せず、継続審議とした。グロートヤーンの提案を「保健」という項目でゲルリッツ綱領に追加することは、翌二二年のアウグスブルク党大会まで持ちこされた。

歴史に「もし」は禁物と言われるけれども、クナックの提案がグロートヤーンのそれをしのぎ、またゲルリッツ綱領にすんなり組み込まれ、そして社民党がその立法化に成功していたならば、ヒトラーが一九三三年に制定することになる断種法は、一〇年早くドイツで成立していただろう。マルクスが「各人はその能力に応じて、各人にはその必要に応じて！」（『ゴータ綱領批判』）という言葉で描いた理想社会とは、各人がその能力に応じて、労働というかたちで社会参加をする一方、どんな人間に対しても、その人が必要とするものを与えることのできる、そういう社会だった。しかし、クナックは目標を転倒させ、障害や疾患をもつ個々人の必要よりも、社会全体の必要に応じた人間そのものの「科学的」な（再）生産の方を優先したのである。

婚姻前検診の推奨

ワイマール期ドイツで優生学が社会意識のレベルで根づいていく過程を、社会民主党の動向に焦点をあてながら見てきたが、当時、優生政策はどれくらい現実のものとなったのだろうか。シャルマイヤーが一八九一年の書物で提示した「病歴記録証」に近い政策が、一九二〇年六月に実現した。それは「戸籍法」（一八七五年制定）の改正で、これにともなって、同法第四五条に以下の条項が追加されることになった。

戸籍局は、婚約者ならびに法律上その［結婚に］同意が必要な者に対し、婚姻登録に先立って、婚姻前の医学検診の重要性に注意を促すパンフレットを交付しなければならない。このパンフレットの文言は帝国健康省が作成する。

これを受けて帝国健康省は、次世代育成の重要性、健康な相手と結婚することが崇高な義務であること、また結核、性病、精神病、アルコールや薬物の中毒症にかかっている人と結婚すれば、自分自身の健康が損なわれるだけでなく、病気や障害のある子どもが生まれることで社会に大きな負担をかけることなどを記したパンフレットを作成し、これを各地の戸籍局を通じて該当者に配布した。この戸籍法改正は、ワイマール期に全国レベルで制定された唯一の優生立法だが、前述のワイマール憲法第一二〇条の一つの法的な具体化でもあった。

婚姻の禁止にまでは至らなかったが、医学的理由から婚姻を控えさせる政策が、もう一つ実現した。一九二七年二月制定の「性病撲滅法」は、その第六条および第七条で、性病にかかっていると知りながら性交渉をもったり、そのことを相手に知らせずに結婚する者に刑罰を科している。これにともなって、戸籍法第四五条の定めるパンフレットにも、この刑罰規定が明記されることになった。生殖を介して疾患が次世代に伝達されるという点では性病も遺伝病も変わりがないと考える優生学者にとって、この性病撲滅法は優生学的に見ても一つの大きな前進であり、シャルマイヤーの「病歴記録証」という提案は、この法律によって、かなりの部分が実現したと言ってよい。

性と生殖の健康に関する相談所

先の戸籍法改正や性病撲滅法は、婚姻前検診を義務化したり、疾患や障害をもつ人びとの婚姻を禁止するものではなく、せいぜい婚姻に際して人びとの優生意識を鼓舞するにとどまったが、この優生意識をさらに強化するために、性と生殖の健康について既婚者や婚姻予定者に助言を与える相談所が各地で開設されていった。

もっとも早いものとしては、同性愛者の解放に向けて自ら運動の先頭に立ったことでも知られる、性科学の第一人者M・ヒルシュフェルトが、一九一九年にベルリン大学の性科学研究所に設置した相談所があげられる。フェミニストのヘレーネ・シュテッカーを中心に一九〇五年に設立され、また前述のA・クナックもその一員だった「母親保護同盟」(「母親保護同盟」とヘレーネ・シュテッカーについては、拙稿「性と生殖をめぐる政治」参照)も、二四年のハンブルクを皮切りに各地に相談所を開設していった。また人種衛生学会が主体となった独自の相談所も、二三年までにミュンヘン、ハレ、ドレスデンで開設されている。

これらの大半は民営のものだったが、一九二六年二月にプロシア福祉省が発令した条令によって、こうした相談所をラント(州)内の市町村が公営で開設することが許可・奨励され、三〇年までにプロシアで開設された公営相談所の数は二〇〇を超えた。ベルリンの公営相談所などは、助言や相談ばかりでなく、検査や家系調査を実施した後に、何も問題がない場合には、来訪者にその旨の証明書を市の紋章入りで発行していた。同様の政策は、ザクセンその他の北部諸州でも実施されたが(二六年三月)、とりわけザクセン州の公営相談所に特徴的なのは、優生学的な配慮ばかりでなく、ヤミの中絶をなくすためにも経済的理由を考慮して避妊等の家族計画が奨励された点である。社民党はザクセン州議会で、そうした方針がとられるよう積極的に働きかけた。

優生学的な配慮に限定せず、新マルサス主義の観点からも家族計画を推奨し、避妊器具を配布するという方針は、例えばシュテッカーやクナックの「母親保護同盟」の民営相談所で明確に採用されていたが、出生率の低下に歯止めをかけようとする優生学者たち（プレッツらの人種衛生学会、そしてグロートヤーン）は、これらの団体を相談業務から締め出すよう画策した。そうした対立が見られたことは事実だが、しかし、進歩的な相談所でも、いや進歩的であればなおさら優生学に力が注がれていたことは、先のクナックの言明を見ても明らかだろう。

一九二〇年代の断種法論議

強制的なものも含めた優生学的不妊手術の合法化は、プレッツらの人種衛生学会のみならず、すでに見たように社民党内部でも求められていたが、一九二三年、ある具体的な動きが見られた。同年五月にツヴィッカウの医師グスタフ・ビューターースが九項目からなる断種法案を、ザクセン州政府に提出したのである。

法案の中でビューターースは、知的障害、生まれつきの視覚障害や聴覚障害をもつ子ども、もしくは初等義務教育についていけない子どもに対し、両親もしくは後見裁判所の同意を得て、無料で不妊手術を実施すること、視覚障害、聴覚障害をもって生まれた者、知的障害者、てんかん患者、精神病患者が公立施設に入所している場合は、出所の条件として不妊手術をおこない、また、そうした人びとが結婚する際には、公立施設に入所していなくとも、その条件として不妊手術を課すこと、性犯罪者に対しては去勢手術を、また父親が誰かわからない子どもを二人以上産んでいる女性に対しては、不妊手術を各々可能にすること、犯罪者に対しては自発的な不妊手術ないし去勢手術を減刑の条件として加味することなどを訴えた。

ビューターースの行動には、それなりの反応があった。まずザクセン州政府は、ビューターースの提案を受けて、不妊手術を実施可能にする刑法改革案を、二四年六月に帝国政府に提出した。当時のドイツ刑法第二二四条は、生殖能力を奪う身体への侵襲を禁じ、違反者には五年以下の懲役もしくは一年以下の投獄を科していたが、これは不妊手術の実施にとって大きなハードルとなっていた。しかし、刑法に手を加えるとなると、問題は州レベルでは片づかない。ザクセン州政府は、この第二二四条に追加規定を設け、精神病患者や「生来性犯罪者」に対し、本人もしくは法定代理人の同意にもとづいて不妊手術を実施できるようにすべきだと帝国政府に進言した。また、トゥーリンゲン州の経済省も二三年七月、帝国内務省に対して、本人同意にもとづく優生学的な不妊手術を合法化するよう文書で要請した。

プロシア州政府も、ビューターースの行動に促されるかたちで、優生学的な不妊手術の是非について検討部会を発足させたが、精神科医のK・ボンヘッファーを中心に作成された部会答申(一九二三年一二月)は、優生学の必要性を認めつつも、まず遺伝のメカニズムを確定することが先決であり、ビューターースの提案は時期尚早だと論じている。

ビュータースは、ザクセン州政府の改革案が自分の提案よりも生ぬるいと判断し、二五年一〇月、以前とほぼ同様の断種法案を、単独でドイツ帝国議会および帝国政府に提出した。しかし、この法案は、医学界でもまだ合意を得られていないものとして斥けられた。断種法の制定は、ナチズム期まで持ちこされた。

4——ワイマールからナチズムへ

世界恐慌と断種法

世界恐慌は、大戦の痛手からようやく立ち直りかけたドイツにも大きな打撃を与えた。人種衛生学会が一九三一年九月に採択した新しい「指針」は、早急に「低価値者」に対する自発的な不妊手術を可能にすべきだと訴えつつ、次のように述べている。「治る見込みもない遺伝的欠陥者のために割かれる支出は、もはや遺伝的に健康な家系の者には総じて役立たないものとなっている。それゆえ、優生学に定位した福祉は今や必要不可欠なのである。屈強な者の労働が産みだす財は、何よりもまず予防的配慮に役立てられなければならない」(『人種‐社会生物学論叢』第二六巻、二三四‐五頁)。

それまで比較的、慎重な姿勢を保っていたプロシアも、独自の断種法案作成に踏み切った。

一九三二年一月、プロシア州議会は、「遺伝による身体的もしくは精神的な障害をもつ者のための支出は、現在のわれわれの経済状況では、とても担いきれない額にのぼっている」との認識に立って、福祉コストを削減できるような措置を早急に講ずる、という決議を採択した。この決議にもとづいて、プロシア州保健省が同年六月に作成した断種法案は、その第一条で「遺伝性精神病、遺伝性精神薄弱、遺伝性てんかん、その他の遺伝病にかかっている者、もしくは病的遺伝資質の保因者」に対する不妊手術を、本人同意にもとづいて実施することを認めたが、この法案は、州レベルでは片づかない前述の刑法規定の問題もあって、制定には至らなかった。

翌三三年一月に発足したヒトラー政権の下で、ドイツ初の断種法「遺伝病子孫予防法」が制定される(同年七月)。同年三月の「授権法」によって立法権をも手中に収めたナチス政府は、この法律を議会の承認なしに制定した。前年のプロシア州断種法案との大きな違いは、手術の対象として「重度のアルコール依存症」が追加されたことと並んで、本人の意志に反してでも、強制的に不妊手術を実施できると定めている点だった(第一二条)。

しかし、この強制措置の導入とナチスを過度に結びつけるべきではない。すでに見たように、精神障害者や知的障害者に対しては強制措置も止むを得ないと考える者は、例えば社民党内部にも相当数いたからである。

またナチスの断種法も、個人の自己決定を頭から否定していたわけではない。その第二条は、不妊手術の申請は原則として手術を受ける本人がおこなうと定め、第一二条が定める強制措置も、本人が単独で手術を申請した場合にはおこなわないと明記されている。ナチスの断種法には、ある二重構造の論理があって、しかもこれは他の国々にも広く見られたものである。つまり、原則はあくまで個人の自己決定だが、法的な決定能力や同意能力が期待できない者については、法定代理人や官医、本人が施設に収容されている場合にはその長といった人びとによる代理の同意や決定でよく、この場合には強制措置も認められるという論理である。ナチス政府発表の公式記録によると、一九三四年に不妊手術を受けた者は、その約八割が「先天性精神薄弱」と「精神分裂症」で占められている。ナチスの断種法がターゲットにしたのは、法的な決定能力や同意能力を欠いているとされ、それゆえ、その意志や権利を尊重すべき一人前の市民ではないとされた人びとであり、本章冒頭のフリッツ・Nもその一人に数えられたのである。

医療における「強制的同質化《グライヒシャルトゥング》」

ナチスがもたらした重要な変化は、強制措置の導入とは別のところにある。

ナチスがおこなった「強制的同質化《グライヒシャルトゥング》」とは、もろもろの組織や団体から自律性や決定権を奪い、すべてを帝国政府の、端的にはヒトラーの管理統制下におくことを言う。まず手はじめに、州（ラント）から自治権が奪われ、ドイツの伝統である地方分権制が強力な中央集権制に取って代わられた。同時に、すべての政党が解散を命じられ、ナチスの一党独裁となった。続いて、労働組合などの諸団体が解散させられていったが、本書の文脈で重要なのは、医療における強制的同質化である。

一九三四年七月に制定された「保健事業の統一化に関する法律」は、州および都市ごとに「保健局」を設置し、これをナチス政府がすべて中央集権的に統括するというものだった。先述の性と生殖の健康に関する相談所にしても、それを公営で開設するかどうか、また、そこでどういう運営方針をとるかは各州の判断に委ねられ、不妊手術の実施についても、積極的に賛成の州もあれば、消極的な州もあるという具合に、ワイマール期の医療政策の足並みはなかなか揃わなかった。しかし、三四年のこの法律によって初めて統一的な医療政策が、ドイツ国内の全地域で実施されるようになったのである。

また、この「保健局」は結核、性病、遺伝病の対策を業務の一つとしていたが、重要なのは、その経費がすべて国もしくは地方自治体の公費によってまかなわれたということである。つまり、この保健局に所属する医師たちは、シャルマイヤーが望んだように（本書六六—六七頁）、患者からの報酬にまったく依存せずに、医学的に〝正しい〟ことのみを遂行できたのである。

「帝国医務規定」

ナチスのもたらした変化のなかでもう一つ重要なのは、一九三五年一二月にヒトラーと内務大臣フリックが発令した「帝国医務規定」である。

ドイツでは一九世紀後半になって、各地で医師会が組織されはじめ、これらの緩やかな連合体としてドイツ医師協会連盟(一八七三年)などが設立された。その当初の目的は、医師間の競争(=患者の奪い合い)を抑制することだったが、次第に、国家その他による外部からの管理統制をはねのけながら、医師という職業身分の自律性を確立することが目指されるようになり、ワイマール期には、より強固な自律性を獲得するため、独自の職務規定を備えたライヒ(帝国)レベルの医師会の設立を、という声が高まった。

一九三五年の帝国医務規定は、「帝国医師会」の設立を促しながら、医師たちのそうした要求を、ある意味で実現した。ところが、この帝国医師会の実体は、ナチス医師同盟総統で帝国医師総統のゲルハルト・ワーグナーを頂点とした独裁体制のもとに、ドイツのすべての医師をナチス政府が管理統制するというものであり、ユダヤ人医師は当然そこから締め出され、当初の目標だった医師団体の自律性も根こそぎ破壊された。三四年の段階でドイツの医師全体の約三〇パーセントがナチスに入党していたことを考えると、医療プロフェションが自ら自律性を放棄したという側面もある。いずれにせよ、医療プロフェションそのものが国有化=強制的同質化されたのであり、今やすべての医師はその眼差しを個々の病める人間ではなく、国家や社会や民族といった全体の利益に向けなければならなくなったのである。

同規定は、その第一条で「医師は、個々の人間ならびに民族全体の健康に奉仕することを職務とする」と定めているが、個人の利益と民族全体のそれが対立する場合には、躊躇なく後者を優先した。そのことは第一三条の「守秘義務」に関する規定によく表れており、職務遂行の過程で患者について知りえたことを、医師は原則として他人に漏らしてはならないが、しかし「健全な民族感情によって正当化される目的をまっとうする」ためには、そうした守秘義務は解除されると定めている。この点でもシャルマイヤーの提言は実現された。いや単に守秘義務が解除されたのではなく、新たな義務が付加されたのである。優生学的な不妊手術は「健全な民族感情によって正当化される目的をまっとうする」ことの一例だったが、帝国医務規定は、断種法の定める「遺伝病」ならびに「重度のアルコール依存症」の患者に接した医師が、その患者に対する不妊手術を直接、間接に遺伝健康裁判所に申請しなかった場合、これを職務規定違反とし、医療活動の永久停止を含む処罰を科した。この申請義務は、すでに断種法の第一施行規則(三三年一二月)で明記されていたが、違反者には罰金を科すにとどまった。帝国医務規定は、これをさらに補強したのである。

ナチズム期に実施された不妊手術の件数は、三六万件から四〇万件にのぼると言われている。他国と比べても驚異的なこの数字は、強制措置をも認める断種法があったというだけでは到底、説明がつかない。その背景には、「家庭医の優生学」にとどまったフランス(第四章)とは極めて対照的な、医師プロフェションの右のような国有化＝強制的同質化があったと言わねばならないのである。

優生政策の拡大

一九三三年の断種法は始まりに過ぎず、ナチス政府は優生政策の射程を次々と広げていった。同年一一月には「常習犯罪者取締法」が可決される。ここでターゲットにされたのは、いわゆる「精神病質者」(Psychopath)だった。この「疾患」を遺伝病として断種法に組み込むことは、当時としてもさすがにはばかられ、不妊手術の対象にはならなかった。一方、当時のドイツ刑法第五一条は、犯罪者とされた者が心神喪失にある場合、例えば「精神病質者」と認定された場合には、その免責を規定していた。当時の少なからぬ精神科医や司法関係者は「精神病質者」を野放しにするなと政府に迫った。常習犯罪者取締法は、刑法第五一条で免責される者を各施設で拘禁し、性犯罪者については去勢手術も認めるというものだったが、この法律によって拘禁された人びとに対しては、出所と引き換えに不妊手術を実施するケースもあった。

一九三五年六月には「遺伝病子孫予防法」が改正される。ワイマール期に社民党の一部、急進派フェミニスト、そしてドイツ共産党(一九一八年に〔独立〕社民党より分岐)は、経済的理由を含めた妊娠中絶の合法化を強く求めたが、この時期には、妊婦の健康と生命が危ぶまれる場合の中絶が「緊急避難権」として認められるようになっただけだった。三五年の「遺伝病子孫予防法」改正を通じて、ナチス政府は、こうした母体保護の中絶と同時に、さらに優生学的理由による中絶を合法化し、三三年の断種法で列挙された疾患のいずれかに該当する女性が妊娠している場合、その中絶を認めるようにした。その際の条件は、本人の同意を得ること、妊娠六カ月以内であること、妊娠女性の生命および健康を危険にさらす場合には禁止、の三つである。

しかし、その実施に関する政令は、断種法と同様、本人に同意能力がない場合、「法定代理人もしくは保護者」の代理同意でよいとしていたため、必ずしも本人の同意が必要とされたわけではなかった。実施件数は約三万件と推定されている。

一九三五年一〇月には「婚姻健康法」(正式名「ドイツ民族の遺伝的健康を守るための法律」)が制定される。この法律によって、結核や性病、断種法に規定された「遺伝病」、あるいは精神障害などをもつ人びとの婚姻が禁止され、また、婚姻に際しては、これらの病気や障害のないことを証明する「婚姻適性証明書」を前述の保健局からもらうことが、すべての者に義務化された。しかし、保健局はすでに手一杯の業務を抱え込んでいたため、すべてのカップルに検診のうえ証明書を発行することなど不可能だった。検診は当初「疑わしい」場合にのみ限定されたが、それも第二次大戦勃発後は実施されなくなった。

その一方で、健康なドイツ人については、婚姻や出産に際する特別の貸付金制度や、多産の女性を讃える「母親十字勲章」制度を創設しながら、「産めよ、殖やせよ」の政策が推し進められ、避妊や中絶は以前よりもいっそう厳しく取り締まられるようになった。

優生学と人種主義の結合

一九三五年九月には、ユダヤ人から市民権を奪う「帝国公民法」と、ドイツ人とユダヤ人の結婚を禁じた「血統保護法」が制定されている。内務省高官で、ナチス親衛隊の指揮にもあたっていた医師のA・ギュットは、後者の「血統保護法」と先の「婚姻健康法」をセットで論じた解説書で、こう述べている。「われわれの民族は、すでに死滅の道、すなわち変質(退化)と人種混血の道を歩みはじめているがゆえに、われわれ国家社会主義者は、アドルフ・ヒトラーの指導の下、民族再興のためには、遺伝的ならびに人種的な保護育成の実行が何としても必要だと考えたのである」(『血統保護法と婚姻健康法』一九三七年)。本来、別物であった「変質」(退化)と「人種混血」がナチスの下で重ね合わされ、優生学が人種主義と結合する。

しかし、優生学と人種主義は本来、別物だということを再度、強調しておこう。両者は互いに排反ではないが、独立の事象と言うべきである。シャルマイヤーは、混血が変質(退化)を抑止するためにも望ましいと考えていたし、あのプレッツでさえ一八九五年の主著では、反ユダヤ主義を科学的に根拠のないものとして批判している。さらに、プレッツの右腕として人種衛生学会をリードし、後にナチスに入党するフリッツ・レンツも、三一年までは「ナチスの一方的な『反ユダヤ主義』は憂慮しなければならないものだ」と公言していた(『人間の淘汰と人種衛生学』第四版)。

他方には、ユダヤ人の優生学者がいる。一九三三年以降ナチスによって排斥されるまで、カイザー・ヴィルヘルム協会が二七年にベルリンに設立した人類学・ヒト遺伝学・優生学研究所には、多くのユダヤ人研究者がいた。その一人リヒャルト・ゴルトシュミット(三六年に解雇、後にアメリカへ亡命)は、自然界ではその生存さえ許されないはずの「低価値者」に文明社会が生殖を許しているのは誤りだと説き、三二年のプロシア州断種法案の作成にも関わったが、彼にとって無念だったのは、ナチスが自分たちから優生学と断種法を横取りしたことだった。また、ミュンヘンのカイザー・ヴィルヘルム研究所のドイツ精神医学研究科にいたフランツ・カルマン（三六年にアメリカへ亡命）は、精神分裂病を劣性遺伝と仮定し、発症していない、病原遺伝子（なるもの）の保因者に対しても不妊手術を実施すべきであり、三三年の断種法はまだ生ぬるい、と主張したが、レンツでさえカルマンのこの主張を行き過ぎとして批判した。

キリスト教会はどう対応したか

世界恐慌の打撃によって、社会福祉の運営方針が根本的に見直されるようになった一九三一年五月、福音主義（プロテスタント）教会の社会事業団「インネレ・ミシィオン」は、優生学に関する第一回目の検討会議を開催し、ビンディングやホッヘが説いたような「生きるに値しない生命の抹消」（＝安楽死）や、優生学的な中絶は認められないが、優生学的な不妊手術については、本人が拒否していない限り、「宗教倫理的に正当化される」場合があるとの公式見解を表明した。これによって福音主義教会は、優生学、そして先述のプロシア州断種法案をすでに容認する姿勢を見せたわけだが、他方で、「低価値者」という表現を用いた、先述の三二年一月のプロシア州議会決議に対しては、同年六月の第二回目の検討会議で異を唱え、心身に障害をもつ人間も価値ある存在であり、そうした人びとを同胞として気づかうことがキリスト者の使命であると再確認した。しかし、その福音主義教会にとっても、逼迫《ひっぱく》する財政の下で障害者福祉を運営していくため、そこに優生学を組み込むことは、不可避のものとして認識された。三三年の断種法に組み込まれた強制措置に対しても、福音主義教会は、その対象が断種法のあげる「先天性の精神薄弱」、「精神分裂病」、「躁鬱《そううつ》病」、「遺伝性てんかん」、「遺伝性舞踏病」(ハンチントン舞踏病)に限定されるならば、これを容認するという姿勢にまで退却した。

一方、カトリック教会では、ローマ教皇ピウス一一世が、一九三〇年一二月三一日に『聖なる婚姻について』(Casti connubii)という回勅書を出している。それによれば、生涯にわたる一夫一婦制こそ唯一正しい婚姻形態であり、妻と子どもは家長たる夫＝父に従うべきである。現代の女性解放運動は、だから誤りである。避妊も、両性の合意による禁欲を唯一例外として、すべて非難すべきものであり、中絶も、母親の生命が真に危ぶまれるとき以外は、すべて禁止される。不妊手術はどんな場合でも認められない。——今日でもそう変わっていないカトリック教会のこのきわめて保守的な姿勢を、ワイマール期の進歩的知識人は時代錯誤として厳しく批判したが、しかし、当時のドイツを見渡してみると、ナチスの断種法を正面から批判できたのは、この回勅書以外にほとんど何もなかったことも事実である。回勅書は、優生学者が「低価値者」と蔑《さげす》む人びとにも、結婚し子どもをもつ権利があると言い切った。ドイツのカトリック教会は、信者である医療関係者にサボタージュを呼びかけながら、優生政策に何とか歯止めをかけようとした。四一年のガーレン司教を中心とした安楽死計画の批判とその中止要請(本書五四頁）も、その延長線上にある。

一九三九年九月一日の三つの出来事

一九三九年九月一日には、注目すべきことが三つ起こっている。

一つはドイツ軍のポーランド侵攻であり、英仏の対独宣戦によって第二次世界大戦の火蓋が切られたのは、その二日後の九月三日である。

もう一つは、あまり目立たない動きだが、この九月一日に、三三年の「遺伝病子孫予防法」に関して新しい政令が下されたことである。その内容は、優生学的不妊手術の申請と実施は、どうしても必要なケースにのみ限定し、この政令の施行時に遺伝健康裁判所がまだ最終的判断を下していない不妊手術については、もはや実施しないというものだった。つまり、不妊手術は原則として中止されたのである。と同時に、三五年の「婚姻健康法」（前述）が定めた婚姻前検診も、この政令によって中止された。

そして三番目に、ヒトラーが安楽死計画を命じた文書も、この九月一日付で出されている。一九三九年から四五年の敗戦まで、ドイツ国内および占領地域では、施設で暮らす障害児や入院中の精神病患者などが、特殊な施設に移送され、そこで殺された。その犠牲者の数は、少なくとも七万人、一説には十数万人と言われている。

この三つの出来事は、相互に深く結びついている。つまり、「低価値者」を不妊手術という間接的なやり方で減らすのではなく、そうした人びとを直接、抹殺することで問題を解決するという方法が、全面戦争の開始とともに選択されたのである。

この安楽死計画の実態については今日、邦語文献によっても多くを知ることができる(巻末参考文献参照)。

安楽死計画——優生学の終焉

ある意味で、この安楽死計画は、一九三三年の断種法に始まるナチスの優生政策がたどりついた最終到達点である。冒頭で述べたフリッツ・Nがそうであったように、安楽死計画の犠牲者の多くが、同時に、強制的不妊手術の被害者だった。そのことからも、断種法から安楽死計画に至る一連の動向には、ある種の連続性、同一性があると言えるだろう。

しかし他方で、ドイツの優生政策は、三九年九月一日をもって終わりを告げたとも言わなければならないのである。

なぜなら、まず第一に、シャルマイヤーやプレッツが優生学の見地から、最悪の「逆淘汰」として非難した戦争が開始されたからである。少なくとも「人種衛生学は平和においてのみ、その実を結ぶことができる」と考え、また行動したプレッツにとって、第二次大戦の開始は「人種衛生学が全精力を傾けておこなうことのすべてを一瞬のうちに無に帰してしまう」悪夢の始まりだった(本書七六―七七頁)。

第二に、すでに生まれ、存在する病人や障害者を殺害という方法によって社会から抹消することに、当の優生学者たちが反対していたからである。施設で暮らす知的障害者を「人間の脱け殻」と呼び、彼らのケアにいかに莫大なコストが割かれているかを強調しながら、彼らの安楽死を正当化した精神医学者のアルフレート・ホッヘ（『生きるに値しない生命の抹消の解禁』一九二〇年）と、自分たちの考える優生学との違いをはっきりさせるため、フリッツ・レンツは一九三二年にこう書いている。「虚弱者の生殖の阻止を論じたこの章の最後で再度、強調しておかなければならないのは、いわゆる安楽死は、人種衛生学の本質的な手段として考慮の対象となることはまったくないということである。……人種衛生学にとって、安楽死は何ら重要な意味をもたない。〔ビンディングとホッヘによって〕安楽死の対象と目されている人間は、そもそも子どもを産むようなことはない。そのような人間が子どもをつくる可能性があるとしても、そのときは不妊手術によって生殖を阻めばよいのである。……安楽死は人種衛生学の手段として支持されることはありえない。これに反対する際の最も重要な根拠は、もし不治の病をもつ子どもの抹殺が解禁されれば、社会秩序の根源的な基盤である、個々人の生命に対する畏敬の念が著しく損なわれてしまうということである」（『人間の淘汰と人種衛生学』第四版）。

レンツのこの主張から、生命尊重のヒューマニズムだけを読みとるべきではない。レンツの師にあたるプレッツの主張、すなわち、自然界では生命個体が誕生し、成長した段階でなされる淘汰を、人間の場合はその出生前に移行させることこそ優生学の課題であるという主張を念頭に置けば、ここでレンツは、ホッへの説く安楽死を批判しながら、実は優生学の「学」としての存在理由を守ろうとしているのである。優生学は、「低価値者」とされた人びとが生まれないようにするために、遺伝の仕組みを解明し、またそのための技術を開発しようとする。もし、そうした人びとを生後、殺害というかたちで淘汰することが許されてしまうのなら、優生学はその存在理由を失ってしまうのである。

確かに一九三九年に始まる安楽死計画は、優生学と同様、「低価値者」の社会からの抹消を目的としている。しかし、三九年九月一日をもってヒトラーは、その目的実現のための道具箱から優生学をつまみ出し、ごみ箱に捨てたと考えてよい。事実、当時の優生学者にとってもっとも重要だった不妊手術は、この日に中止を命じられたのである。

「死に至る憐れみ」

F・レンツは、優生学者としてただ一人、安楽死法制化の準備作業に加わった。しかし、その場でもレンツは、優生学の見地から安楽死を正当化することはなかった。レンツは、不治の病にある患者を苦痛から解放するという〝人道的〟見地からのみ、安楽死を合法化することにこだわった。

あまり注目されないことだが、第一次大戦期にドイツ国内の公立病院では、実に七万人の精神病患者が餓死している。第一次大戦中のドイツにおける生活物資の不足は、英仏の比ではなく、そのことが各地の大衆ストライキを生み、また社会民主党を中心とした革命と停戦を可能にしたのだが、ますます減少していく生活物資から、まず最初にはじき出されたのは、入院中の精神病患者その他の社会的に最も弱い立場にいる人びとだった。第一次大戦中に餓死した七万人という精神病患者の数は、一九三九年以降の安楽死計画によって殺された精神病患者の数にほぼ匹敵する。

一八八七年生まれのレンツは、第一次大戦中に三〇代を迎え、医学者としての人生をすでに歩みはじめていた。第二次大戦時に五〇代となり、指導的立場にあったレンツと同世代の医師たちは皆、第一次大戦中に病院や施設で何が起こったのかを十分、知っていたはずなのである。前の戦争で、多くの入院患者、施設入所者が生活物資の枯渇ゆえに、なす術もなく餓死していった。そして今、再び開始された戦争によって、同じ事態が引き起こされるのだとしたら？……。そのとき、積極的殺害という選択肢が、とりわけ医療関係者の脳裏に浮かんだとしても何ら不思議ではない。

一九八〇年代に、ナチズム期の強制不妊手術・安楽死計画の被害者に対する戦後補償実現のため尽力したドイツの精神科医、クラウス・ドゥルナーは、一九三九年以降の安楽死計画の背後にある心性を「死に至る憐れみ」という言葉で表現しているが、安楽死計画という暴力は、単に「低価値者」への憎悪だけで語り尽くせるものではない。

ホロコーストとの関係

往々にして、優生学、安楽死計画、そしてホロコーストは、ナチスという悪のメルティング・ポットの中で十把一絡げに論じられる。しかし、優生学の論理は安楽死計画のそれから、また安楽死計画の論理はホロコーストのそれから、それぞれ微妙に異なっている。優生学と安楽死の違いはすでに述べたが、安楽死計画もまた、少なくとも「殺す側の論理」からすれば、ユダヤ人の絶滅をもくろんだホロコーストからずれていた。

ヒトラーの側近で、安楽死計画にも関与したヴィクトア・ブラックは、戦後のニュールンベルク裁判（メディカル・ケース）において、「安楽死計画はユダヤ人を対象としていなかった」と証言した。判事は、その逆に、安楽死計画の犠牲者にユダヤ人が含まれていたのではないかと執拗に問いただしながら、この問題をホロコーストにつなげようとする。

判事　この計画にユダヤ系ドイツ人が含まれていなかったとあなたはおっしゃるが、それはいったいどうしてなのですか。

ブラック　それはすでに申し上げたとおりです。ブーラー（安楽死計画の最高責任者の一人）の説明によると、安楽死という恩恵はドイツ人にのみ与えられるべきものだったからです。

判事　それはわかりました。しかし、当時、ドイツには二〇〇万人から三〇〇万人のユダヤ系ドイツ人がいたとあなたは言いましたね。

ブラック　ええ、そうです。
判事　この計画の認める特権が「すべてのドイツ人」に対して与えられるはずだったのなら、ユダヤ系ドイツ人はどうしてこの計画から排除されたのですか。
ブラック　それは、おそらく政府がこの博愛的行為をユダヤ人に対しては認めたくなかったからでしょう。

（『ニュールンベルク裁判メディカル・ケース記録』第一巻）

ブラックの陳述は百パーセント正しいものではない。安楽死計画の犠牲者にはユダヤ系のドイツ人も含まれていた。しかし、その犠牲者の多くが生粋のドイツ人だったという事実は残る。安楽死計画は、反ユダヤ主義ではけっして説明がつかないのである。

こうして、私たちは、本章冒頭のフリッツ・Nの物語へと再び戻っていくことになる。なお、ドイツの戦後の動向については次章でもふれる。

第二章

北欧——福祉国家と優生学

*

市野川容孝

1——北欧の優生政策

ワイマールとの連続性

ワイマール期のドイツにおける優生学の歩みを、社民党の動向に焦点をあてて詳細に明らかにした若手の歴史研究者、ミヒャエル・シュバルツは自著の末尾で次のように述べている。「社会主義的な優生学が固有にたどる発展の道筋、またそれに潜む危険性を知るためには、これと対極的なナチスの優生政策ではなく、スウェーデンやノルウェーといった福祉国家で三〇年代以降、実施された優生政策を見る方がおそらくずっと有益だろう」(『社会主義者の優生学』)。ワイマールからナチズムへの連続性は、それ自体、看過できない問題だが、一九二〇年代以降、ドイツで一つ一つ積み上げられた優生政策の道筋が、とりわけ三九年以降の安楽死計画によって大きく変えられたことは事実だろう。そうではない展開の道筋は北欧諸国に見出せる、というシュバルツの指摘は、おそらく正しい。

デンマーク、スウェーデン、ノルウェー、フィンランド、これらの北欧四ヵ国にはいくつかの共通点がある。まず第一に、男女普通選挙の実現(フィンランドが北欧の中ではもっとも早く一九〇六年、もっとも遅いスウェーデンでも一九一八年)を一つの基準とすれば、民主主義の基盤が非常に早く確立された国であること。

第二に、その民主主義の下で断種法が制定された、ヨーロッパでは数少ない国であること。

それ以外にはスイスとエストニアしかなく、ナチズム期のドイツは、とりわけ一九三三年三月の「授権法」以降、議会制民主主義を維持していたとは言いがたい。また、優生学発祥の国イギリスでは、ついに断種法は制定されなかった。

第三に、宗教的にはルター派国教会が主流であり、ピウス一一世の回勅書(前章参照)に見られたように、優生政策に対してもっとも批判的だったカトリックの影響力が弱かったこと。

そして第四に、社会民主党が強い政治勢力たりえていること。スウェーデンのブランティング政権(一九二〇年)を皮切りに、社会民主党は二〇年代に北欧四ヵ国で次々と政権の座についている。特にスウェーデンの社民党は二〇年代から今日に至るまで、四〇パーセント台の高い得票率を国会選挙で獲得しつづけており、その政権下で整備された福祉国家の枠組みは、周知のように他国にとって一つの理想となっている。

一九九七年夏、強制的な不妊手術がスウェーデンその他の北欧諸国でも、一九三〇年代以降実施されていたことが、一種のスキャンダルとして世界を駆けめぐった。「まさか福祉先進国のあの国で」というのが大方の反応だったが、しかし、福祉国家だからこそ強制的不妊手術等の優生政策は(かつて)説得力をもちえたと考えるべき点が多々ある。すでに見たように、ドイツでも優生政策は、社会的生存権を憲法によって明文化したワイマール共和国の時代になって徐々に根づいていったのである。

本章では、デンマークとスウェーデンに焦点をしぼって、福祉国家と優生学の関係を見ていくことにしよう。

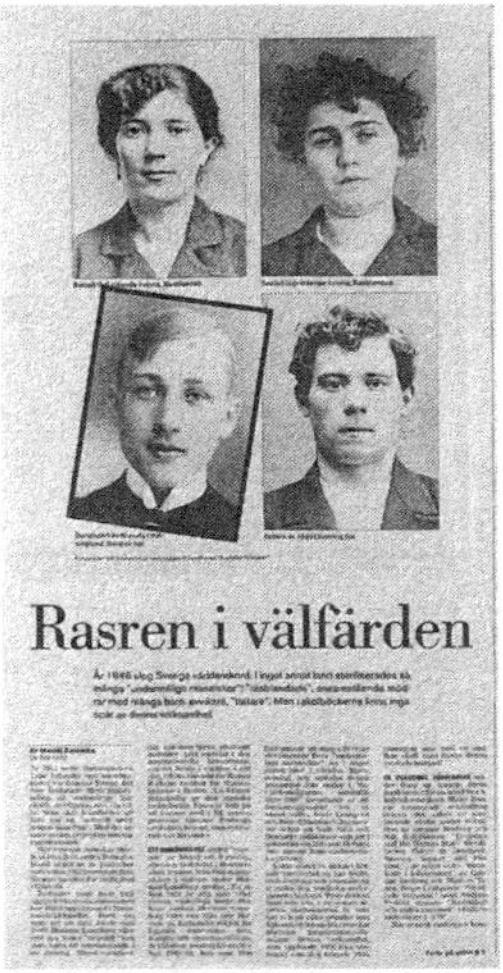
Rasren i välfärden

強制的な不妊手術が1930年代以降行われていたことを報じたスウェーデンの新聞「ダーゲンス・ニヘーテル」1997年８月20日付の記事。見出しは「福祉国家における人種純潔——スウェーデン『国民の家』における隠された遺産」とある。（©Dagens Nyheter）

デンマーク——手厚い福祉と引き換えに

優生学は、デンマークでも外国語文献の翻訳や紹介によって、一八八〇年代以降、浸透していった。しかし、興味深いのは、そうした優生学の浸透が、デンマークでは障害者福祉の整備——と言っても、その場合の「福祉」は、実質的には、障害者の一般社会からの隔離・収容を意味していたが——に並行するかたちで、進んでいったという点である。

デンマークでは、すでに一九世紀末に知的障害者のための施設が、宗教関係者や慈善家によって各地で設立されていた。当初、民営だったこれらの施設は、その後、経費の大部分が国費によってまかなわれる半ば公立のものに変わっていく。また、これらの施設の連合体として「アブノルムヴェセネッド」(直訳すれば「異常者福祉」)が結成され、聴覚障害者、視覚障害者のための施設や学校も併設されるようになる。

この「アブノルムヴェセネッド」のリーダーとして活躍したのが、クリスチアン・ケラーである。彼は、当時すでにアメリカで実施されていた知的障害者への不妊手術について当初、否定的で、知的障害者に対しては施設への隔離・収容で十分だと考えていたが、優生学の浸透とともに、不妊手術について徐々に肯定的になっていく。そして、一九二〇年には、全国の知的障害者施設の代表者として、政府に対し、知的障害者への不妊手術を検討する専門委員会の設置を要求するまでになった。

同時に、政治家のあいだでも優生政策の必要性が意識されるようになる。社会民主党員のK・K・スティンケは、自著『社会福祉の未来像』(一九二〇年)の中で、優生学を取り上げ、その必要性を説いた。前章ですでに見たように、ダーウィン、シャルマイヤー、プレッツは、福祉政策が、本来は淘汰されるべき虚弱者を生き長らえさせることで、人間という種の進化を阻害していると批判したわけだが、スティンケは、社会福祉と優生学を相互に対立するものとしてとらえていない。そうではなく、社会福祉を充実させるためにも優生政策が必要だと考えたのである。優生政策の実施によって、社会福祉を必要とするような人びとが減少すれば、その分、彼らにより多くのサービスを、より人道的なかたちで提供できるようになる、とスティンケは主張した。一九二四年に社民党のスタウニング政権が成立すると、スティンケは法務次官となり、ケラーが要請していた不妊手術に関する検討委員会の発足に向けて、積極的に活動した。

この委員会は、女性運動の側からの要請に応えるものでもあった。デンマークの「全国女性会議」は、一九二〇年代初頭に、男性の性犯罪者をもっと厳しく取り締まるべきだとの請願書を議会に提出し、その中で、性犯罪者から女性を守るためにも、性犯罪者に対する去勢手術を合法化する必要があると訴えた。

検討委員会の結論

この検討委員会は、医学者、法学者を中心に構成されたが、委員会の設置を願っていたクリスチアン・ケラー自身もこれに加わっている。

植物を対象に遺伝研究をおこない、「遺伝子」(gen)という言葉を最初に用いたことでも知られるヴィルヘルム・ヨハンセンも委員の一人だったが、興味深いのは、彼が自分の遺伝理論にもとづきながら、優生学を積極的に支持するのではなく、むしろ批判した点である。

ヨハンセンは「純系説」という考えを唱えたことで知られる。彼は、同じ株のインゲンから採取された豆を、まず重いものと軽いものに選別した。さらにその各々で豆をつくり、各々のグループで実った三代目の豆の平均重量を算出したところ、両者にほとんど違いは見られなかった。このことからヨハンセンは、親を同じくする個体(=純系)内部での淘汰は無意味であると主張した。やはりヨハンセンが初めて用いた言葉で言い換えれば、「表現型」のレベルで違いが見られても、その背後にある「遺伝子型」は同一であり、「表現型」における変異には環境の方が大きく影響している、というのである。この説は、今日では「遺伝子型」そのものの変化という事実を見落としているとして、もっぱら否定的にしか言及されないが、ヨハンセンはこの説にもとづいて、「劣等者」の生殖からの排除によって人間という種の進化を人為的に促進する、という優生学の提案を、無意味なものとして批判したのである。

しかし、ヨハンセンは、委員会の検討課題であった知的障害等をもつ人びとへの不妊手術そのものを否定していたわけではない。彼は、それによって人間という種の進化が促進されるとは考えなかったが、いわば社会的な理由から、不妊手術は必要だと考えた。それは委員会全体の考えでもあったのだが、知的障害や精神疾患がどれだけ遺伝によるものなのか、まだ多くの疑問が残るとしても、そうした障害や疾患をもつ人びとは子どもを産んでも、きちんと育てる能力がなく、そのため子どもたちは非行に走ったり、親と同様、福祉の世話になることは目に見えている、だから不妊手術は必要だ、というのである。他方、性犯罪者に対する去勢手術も、それが性欲を抑え、再犯を防止するうえで効果的であるとの理由で支持された。

委員会は一九二六年に報告書を提出し、不妊手術は対象を施設入所者に、去勢手術は性犯罪者に各々、限定して認めてよい、また、どちらの場合も本人の同意が必要である、と答申している。

ドイツに先立つデンマークの断種法

しかし、委員会の答申は、即座には立法化されなかった。一九二六年に政権が社民党から保守系の農民党に移り、農民党は優生政策の実現にきわめて無関心だったからである。委員会の答申にもとづいて、「不妊化の許可に関する法律」が制定されたのは、社民党のスタウニングが政権に返り咲いた二九年七月のことである。これは、スイスのヴォー州（一九二八年九月の「精神病者に関する法律」の改正）に次ぐ、ヨーロッパで二番目の断種法となった。その第一条は、性犯罪のおそれのある者——そこには同性愛者も含まれていた——に対する去勢手術を、また第二条は、精神病院や施設で暮らす「異常者」（と条文は記している）に対する不妊手術を各々、合法化した。手術には原則として本人の同意が必要とされたが、当人に法的な同意能力が期待できない場合は、後見人の代理申請によって実施することが認められていた。

ドイツの『人種 - 社会生物学論叢』は、デンマークのこの断種法制定をその直後にニュースとして伝えながら、「ドイツ帝国においても、この法律を手本としながら、この種の問題について早急に立法がなされることを願う」とのコメントを付している（第二二巻、三〇四—六頁）。断種法に先立って、デンマークでは一九二二年に、知的障害をもつ人、また重い精神障害をもつ人が結婚する際には、法務大臣の許可が必要と定めた法律が制定されているが、こうした婚姻規制がドイツでは、ワイマール期には立法化にまで至らず、ナチス政権下の三五年になって制定されたことを考えても（前章で述べた「婚姻健康法」）、デンマークは優生政策の面でドイツの一歩先を行っていたと言わざるをえない。

断種法の「改正」

一九二九年の断種法は、その第六条で、この法律自体を三三年から三四年の国会で見直すよう定めていた時限立法だった。

断種法の見直しに先立って、一九三三年三月に「公的扶助法」が制定された。この法律によって、知的障害者のケアにかかる費用（衣食住に始まり、医療、そして埋葬に至るまで）をすべて国が負担することになり、また国内のすべての知的障害者を収容できるよう施設を早急に増設することが国の義務となった。二九年以来、政権の座にあった社民党のスタウニング政権が制定したこの法律によって、クリスチアン・ケラーらが目指していたこと、すなわち民間ではなく、国と地方自治体による知的障害者福祉の公的保障が、ある意味で達成されるわけだが、しかし、それは国内の知的障害者を一人残らず国家の管理下に置くということでもあった。事実、この法律は、すべての医療関係者に、公的ケアの必要な知的障害者を発見した場合、その旨を当局に報告するよう義務づけており、また、各地方自治体（コムーネ）の側も、経費をすべて国が肩代わりしてくれる以上、区域内の知的障害者を一人残らず数え上げ、その結果を国に報告しながら、財政援助をできるだけ多く受けようとしたのである。

それだけではない。この「公的扶助法」こそが、優生政策拡大の引き金となったのである。

デンマークの医師、H・O・ヴィルデンスコウは当時、次のように述べている（「デンマークにおける優生立法」『ユージェニック・レビュー』第一六巻）。「この法律（＝公的扶助法）によって、国は財政面でのすべての責任を引き受けることになりましたが、まさにそうであるがゆえに、国は、欠陥のある個人のケアと、またそうした人間に子どもを生ませない措置に関して、ある絶対的な権限を手に入れることになりました」。三四年五月に可決された「精神薄弱者の処遇に関する法律」は、それまで任意だった知的障害者の施設入所を、本人はおろか、家族の意思に反してでも強制することを合法化し、また入所した知的障害者に対する不妊手術についても定めている。二九年の断種法と違って、本人同意の原則は外され、また、それまで成人に限定されていた不妊手術の対象が未成年者にも拡大された。ヴィルデンスコウは、さらに次のように述べている。「公益上、必要である場合には、精神薄弱者に対して即座に不妊手術を実施することが今や各施設の義務となっています。……精神薄弱者本人の同意は、必要ではありません。……また、不妊手術は、当人の欠陥が遺伝によるものであることが明確でなくとも実施できるのです」。

一九二九年の断種法にもとづき、三四年までに実施された不妊手術の九割以上は、知的障害者を対象としていた。つまり、二九年の断種法は、その大部分がこの「精神薄弱者の処遇に関する法律」に引き継がれることになったのである。しかし他方で、その他の遺伝によるとされた障害をもつ人びとに対する不妊手術、および性犯罪のおそれがあるとされた人びとに対する去勢手術は、三五年五月に新たに制定された「不妊手術と去勢手術の許可に関する法律」によって、引き続き合法化された。

スウェーデン——「本人同意」で広がった優生政策

本人同意の原則があれば、優生政策が、ナチスの場合のようにとめどなく拡大していくようなことはない——通常はそう考えられる。しかし、スウェーデンのケースで確認できるのは、本人同意の原則が、優生政策をむしろ拡大させる方向でも利用されうるということである。

スウェーデンでは、ドイツの強い影響下で、優生学が浸透していった。

一九〇五年にベルリンで「人種衛生学会」を設立したA・プレッツは、当初からこの組織を国際的なものにしたいと考え、一九〇七年には名称を「国際人種衛生学会」に変えて積極的に活動した。プレッツは、同年にイギリスで発足した「優生教育協会」との連帯を望み、一九〇九年にはF・ゴルトンを自らの「国際人種衛生学会」の会長にすえた。しかし、イギリスの優生学者たちは自分たちの運動がプレッツらのそれに吸収されることを警戒し、距離をとり続けた。そして、一二年にロンドンで開かれた第一回国際優生学会議を機に発足した「国際優生学委員会」は、プレッツの構想する「国際人種衛生学会」に明白に対抗する組織となり、自らがイニシアティヴをとる国際組織の設立というプレッツの目論見は、挫折することになった。

こうした対立関係の中で、スウェーデンの優生学者たちは、その多くがプレッツの「国際人種衛生学会」の側についた。一九〇九年にはストックホルムで「スウェーデン人種衛生学会」

が設立されるが、その名称にrashygien（人種衛生学）が用いられていることからも、プレッツらとの親密性がうかがえる。また、二二年にウプサラに設立された「スウェーデン人種生物学研究所」（これは世界初の国立の遺伝学研究所である）には、E・フィッシャー、E・バウアー、そしてF・レンツといったプレッツ傘下のドイツの優生学者たちが訪れ、講義をおこなっている。こうした親密な関係の背景に、プレッツが密かに抱き、またスウェーデンの優生学者たちも共有していた、北方民族の優越を説く人種イデオロギーがあることは確かだろう。

「国民の家」の断種法

しかしながら、スウェーデンにおける優生政策の確立は、人種主義によって説明しきれるものではない。その背景には、他国と同様、福祉国家という枠組みの成立を見てとる必要がある。

スウェーデンでは（前述のデンマークよりもさらに早く）一九一五年に婚姻法が改正され、知的障害者、精神病患者、そしててんかん患者の婚姻が禁止された。しかし、二〇年代に入って、議論はさらに断種法の制定へと拡大する。国会での約一〇年にわたる議論を経た後、スウェーデンの断種法（正式名「特定の精神病患者、精神薄弱者、その他の精神的無能力者の不妊化に関する法律」）は、「国民の家」（folkhem）を標語に、福祉国家の確立を訴えたハンソン社民党政権下で、一九三四年五月に制定された。

この法律によって、精神病患者、知的障害者に対する不妊手術が合法化された。その第一条は「精神疾患、精神薄弱、その他の精神機能の障害によって、子どもを養育する能力がない場合、もしくはその遺伝的資質によって精神疾患ないし精神薄弱が次世代に伝達されると判断される場合、その者に対し不妊手術を実施できる」と定めている。その際、重要なのは、手術は、保健局の審査ないし医師の鑑定にもとづいてなされ、本人の同意は不要とされたことである。その理由は、この法律がそもそも不妊手術の対象としている人びとは、その障害ゆえに自己決定能力を期待できないとされたことにある。

ノーベル賞受賞者として知られるグンナルとアルヴァのミュルダール夫妻は、スウェーデンの普通出生率が世界最低にまで落ち込んだ一九三四年(前章八一頁の図表参照)に『人口問題の危機』を出版した。夫妻は、翌三五年に発足した政府の「人口問題委員会」にも加わり、出生率を上げるため、低所得層の有子家庭に対する経済的援助の充実を力説した。ミュルダール夫妻が提言した家族政策は今日でも肯定的に言及されることが多い。しかし、夫妻は、経済的援助と同時に、誰が子どもをもつに値する人間なのかという選別の必要性を強く訴えていた。夫妻は『人口問題の危機』の中で、「変質(退化)が高度に進んだ人間たちを淘汰する」ためには、必要ならば強制手段に訴えてでも、不妊手術を実施すべきだと説いている。児童福祉の充実を訴える主張が、同時に優生学と不可分に結びつくというこの事態は、エレン・ケイの『子どもの世紀』(一九〇〇年)にも確認できる。

拡大を望む声

しかし、一九三四年の断種法は、その施行当初から十分な効果をあげていないとして、再検討をせまられた。

動物学者として出発し、後に優生学、遺伝学の研究へと進んだニルス・フォン・ホフステンは、ミュルダール夫妻とともに加わっていた政府の「人口問題委員会」のメンバーとして、施行初年の一九三五年における断種法の実施状況について報告書をまとめた。ホフステンはこう述べている。「現行法は、不妊手術の実施を厳しく制限しているため、優生学的理由からも、また社会的理由からも不妊手術の対象となる重要なグループには適用できないものとなっている。……とりわけ重要なのは、発達遅滞や軽度の精神疾患で、本人に同意能力がないとは言えないケースである。特に、発達遅滞のみならず、反社会的性向を有している人間は、性的抑制を欠いている場合が多く、不妊手術が望ましい。正確な統計データはないが、こういう人間は明らかに多産である。こういう人間の多産を不妊手術によって抑えることは、優生学的見地からも、また社会的見地からも重要である」（「スウェーデンにおける不妊手術」『ユージェニック・レビュー』第一九巻）。

ホフステンは、ここで二つのことを重ね合わせながら述べている。

一つは、同意にもとづく不妊手術の是非である。一九三四年の断種法は、法的に有効な同意能力を期待できないとされた人びとに対する、本人の同意なき不妊手術を認めていたが、そのことが逆に制約条件となって、同意能力を有する人びとについては、優生学的に問題があるとされた場合でも、不妊手術の実施をためらわせていた。本人同意の原則を条件として課せば、不妊手術の実施はより制限されると、通常考えられがちだが、ホフステンは、本人同意による不妊手術を認めることで、まったく逆に優生政策を拡大すべきだと考えており、その一例として遺伝による（とされた）身体的な疾患や障害をあげている。

いま一つは、「優生学的理由」のみならず、「社会的理由」による不妊手術の正当化である。不妊手術の目的は、純粋に医学的見地から疾患や障害の遺伝を予防することばかりではない。子どもに遺伝することが明白な疾患や障害がなくとも、経済的に自立できず、子どもを自分で育てる能力のない人間は大勢おり、その子どもの世話は結局、社会が引き受けることになるのだから、こうした人間にも不妊手術を実施すべきなのだ。——右の「社会的理由」、「社会的見地」ということでホフステンが考えているのは、そういうことである。

ちなみに、ホフステンは、ドイツのプレッツ一派になびく優生学者が多かったスウェーデンにおいて、これと明確に距離をおき、ナチスの断種法を、同意能力がある者にも不妊手術を強制でおこなっているとして批判し、さらにはドイツ軍が一九四〇年にノルウェーを侵攻した際には、これを公に糾弾した、そういう人物である。

断種法の「改正」

ホフステンら「人口問題委員会」の作成した報告書を受けて、一九三四年のスウェーデン断種法は、四一年に大幅に改正されるが、そこでは三四年法と異なり、本人同意の原則が明記されている。ホフステンは、その点がナチスの断種法と異なると強調し、またそのことを終始、誇りとしていたが、しかし、彼自身の右の見解からもわかるように、この本人同意の原則は、優生政策を抑制するためのものではなかった。そうではなく、少なくとも導入当初の意図は、優生学的理由にもとづく不妊手術を、より多くの人びとに対して実施することにあったのである。したがって、不妊手術に際する本人の「同意」なるものも、きわめて問題のあるかたちで引き出されたケースが多かった。

一九九七年八月に、三〇年代以降のスウェーデンにおける優生政策がスキャンダルとして世界に報じられた直後、スウェーデン政府はこの過去の実態を調査する委員会を立ち上げ、この委員会は九九年一月に「スウェーデンにおける不妊手術問題」と題する中間報告を提出している(拙稿「福祉国家の優生学」参照)。この中間報告は、四一年法にもとづき、本人「同意」によって実施された不妊手術の中には、本当に自発的とは言いがたいものが当時の記録から確認できるだけでも二〇〇〇件以上あると指摘し、それを次の六つのケースに分類している。

まず第一に、不妊手術が、施設や刑務所にいる人びとに対して、そこからの退(出)所、あるいは施設内での待遇改善の条件として、当事者に提示されていたケース。この場合の「同意」

は、半ば強制的に得られたものだと判断せざるをえないと中間報告は述べている。

第二に、不妊手術が、未成年者や法的に有効な同意能力を期待できないとされた人びとに対しておこなわれたケース。とりわけ後者に関連することだが、四一年法そのものが、その第二条で、本人の「精神的障害」のため法的に有効な同意能力が期待できない場合、右に述べた適用事由のどれかに該当すれば、本人の同意は不要であると明記していた。

第三に、五〇年代までに「精神薄弱」との診断の下で実施された不妊手術。その場合に、本人の「同意」があったとしても、そこできちんとしたインフォームド・コンセントがなされたかどうかは今日、残されている記録では確認できず、きわめてずさんな手続きだった可能性が高いと中間報告は述べている。

第四に、中絶との絡みで実施された不妊手術。スウェーデンでは一九三八年に中絶法が制定され、この法律は妊娠中絶を、医学的理由(妊娠と出産によって女性の生命と健康が危ぶまれる場合)、犯罪的理由(レイプ)、社会的理由(貧困等により子どもを養育できない場合)、そして優生学的理由(生まれてくる子どもが先天的な疾患や障害をもっていると予想される場合)にもとづいて、各々合法化したが、最後の優生学的理由で中絶する場合には、同時に不妊手術を受けることを義務づけていた。加えて、明確な法規定こそなかったものの、社会的理由その他で中絶する場合にも、不妊手術が交換条件として提示されていた疑いが強く、調査委員会の中間報告は、こうしたケースでの「同意」にも問題があるとしている。

第五に、「婚姻法」との絡みで実施された不妊手術。前述のように、この法律は、一九一五年の改正によって、知的障害者、精神病患者、そしててんかん患者の婚姻を禁止したが、二〇年の再改正によって、この禁止は不妊手術を受けることを条件として解かれることになった。中間報告は、不妊手術が結婚を認めてもらうための条件として提示されていたこのケースの「同意」にも問題があると指摘している。

第六に、福祉サービスを受ける条件として提示された不妊手術。とりわけ四〇年代から五〇年代にかけては、子どもを抱えて、生活に困窮した女性に生活保護や児童手当の支給を認める際、行政側が不妊手術をその条件として提示したケースが少なくなかったと中間報告は指摘している。また、「タッタレ」と呼ばれたスウェーデンのエスニック・マイノリティ（その出自は不明の部分が多いが、「ジプシー」と呼ばれたシンティ、ロマの人びとと同様、各地を放浪しながら生活していたこの人びとは、農耕定住社会であるスウェーデンにおいて異質な存在であり、ホフステンが先の箇所で「反社会的性向」云々で含意していたグループの一つが、この「タッタレ」だった）に対して行われた不妊手術も、半ば強制的なものだったとも指摘している。つまり、当局側は、親権を剝奪し、子どもを取り上げるぞと迫りながら、不妊手術に同意させたのである。

スウェーデン政府は、一九九九年七月一日より、こうしたさまざまな圧迫の下で不妊手術を受けさせせられた人びとに対する補償を開始している。補償額は、一人につき一律一七万五〇〇〇クローネ（約二八〇万円）で、被害者として認定され、補償の対象となった人の数は、二〇〇〇年四月の段階で七二三名にのぼっている。

2——戦後から今日に至るまで

一九三〇年代から四〇年代にかけて確立されたドイツならびに北欧諸国の優生政策は、第二次大戦後、どのような経過をたどったのだろうか。

不妊手術をめぐるドイツの戦後

まず不妊手術に焦点をあてて、見てみよう。

ドイツでは、東西どちらにおいても、断種法をはじめとするナチズム期の優生諸立法は、(「血統保護法」その他の人種差別立法と異なり)非ナチ化の明確な対象にこそならなかったものの、その実効力をすべて喪失したと言ってよい。例えば、断種法は、ソ連占領地域で一九四六年に撤廃される一方、撤廃に至らなかった連合軍占領地域でも、不妊手術の実施を認可する遺伝健康裁判所が閉鎖されたため、実質的に機能しなくなった。

しかしながら、断種法の消滅によって、とりわけ旧西ドイツでは、どういう場合に不妊手術が認められ、どういう場合に認められないのかが不明確になるという法的空白状態が生じてしまった。すでに述べたように、ワイマール期のドイツは、刑法第二二四条(生殖能力を奪う身体への侵襲の禁止)によって、不妊手術をどんな場合でも違法としていた。ナチスの断種法は、この不妊手術の禁止を優生学的見地から一部、解除したのだが、それが消滅することで、少なくとも法規定はワイマール期に逆戻りしてしまったのである。

不妊手術が戦後の西ドイツで行われなかったということではない。むしろ、本人の意思にもとづく避妊手段としての不妊手術は戦後ありふれたものとなり、その実施数も推定で男女合わせて年間数万件にのぼった。しかし、その法的根拠が不明確だったのであり、それゆえ、六〇年代はじめには、避妊を望む女性たちの要求にもとづいて不妊手術をおこなっていた医師が、戦後も残った刑法第二二四条その他に違反するとして刑事告訴されることさえあったのである。戦後の刑法第二二六条a(現行は第二二八条)は「侵襲される本人が同意している身体への侵襲は、たとえ同意があっても、良俗に反するかぎりにおいて違法である」と定めているが、本人の意思にもとづく避妊目的の不妊手術が「良俗」に反するか否かで議論は分かれた。これが「良俗」に反するものではないことが明確に司法の共通理解となるのは、七〇年代に入ってからである。いずれにせよ、これ以降、西ドイツでは、成年者本人の自己決定にもとづくかぎり、不妊手術は、その理由を問わず、すべて合法となった。

他方で、主に知的障害をもつ子どもに対する不妊手術を、多くは一〇代初めに、親の一存で実施することが、戦後、黙認され続けたという事実もある。八〇年代に入って、障害者に対する、こうした本人の意思によらない不妊手術の明確な合法化を求める声が高まり、中でも知的障害者の親の会として有名なドイツの「レーベンス・ヒルフェ」がこれを強く要求した。その主張は、私たちの子どもが普通の人と同じように子どもを産み育てることのできる社会であれば、どんなに素晴らしいだろう、しかし、現在の社会で私たちの子どもたちが子どもを産んで、親子ともども幸せになるというのは夢物語でしかない、だから私たちの子どもたちには安全で確実な避妊手段としての不妊手術が是非とも必要なのだ、というものだった。

レーベンス・ヒルフェが求めた不妊手術は、不良な子孫の出生防止といった優生学的理由によるものではないが、この不妊手術が本人の意思によるものではないことに対しては、やはり厳しい批判が向けられた。それは、冒頭で述べたように、ちょうどナチスの強制不妊手術の被害者に対する補償がやっと実現した時期でもあり、昔に逆戻りするようなことを今なぜ再び公認するのかとの声もあった。

成年後見制度の新しいあり方を定めた一九九〇年の「世話法」によって、この問題については一応の結論が出される。この法律は、未成年者に対する不妊手術はいかなる場合でも認められないとする一方で、疾患や障害により「自己の事務を全部または一部、処理できない」成年者に対しては、これを補佐する「世話人」が代理で不妊手術に同意できると定めている。しかし、この代理同意には厳しい制約条件がつけられており、本人が手術を拒否している場合には絶対にできないことになっている。

一方、旧東ドイツでは、一九六九年の保健省通達によって、対象を女性に限定し、医学的理由（妊娠ならびに出産によって女性の生命や健康が害される場合）にもとづいてのみ不妊手術が認められるようになった。八七年以降は男性も不妊手術が受けられることになったが、実施数はごく少数のままドイツ統一をむかえる。西ドイツと異なり、本人が望んでいれば、どんな場合でも認められるということはなく、とりわけ経済的理由による不妊手術は考慮の対象外だった。なぜなら、社会主義が実現されたはずの東ドイツでは、資本主義諸国と異なり、子どもの養育が不可能なほどの貧困は存在しないとされたからである。

最後にふれておかなければならないのは、性犯罪者に対する去勢手術である。ナチス政府は、性犯罪は多分に遺伝によるものであり、その資質を次世代に伝えるべきではないとの優生学的見地をすべりこませつつ、一九三三年の「常習犯罪者取締法」（前章参照）によって、性犯罪者に対する去勢手術の強制実施を合法化した。性犯罪のおそれがあるとされた男性に対する去勢手術は、戦後の西ドイツで、「異常な性欲求」の抑止を目的とした六九年の「去勢手術法」(Kastrations-gesetz)により、あらためて合法化され、これは今日でも有効である。ただし、現行法は、手術の実施には本人の同意が不可欠としている。

不妊手術をめぐるスウェーデンとデンマークの戦後

北欧諸国では、ドイツと異なり、一九三〇年代から四〇年代に制定された断種法が第二次大戦終結を境に機能を停止するということはなく、家族計画の一手段としての不妊手術も、これらの断種法の枠内で徐々に認められるようになったが、同時に、優生学的理由による不妊手術も中断されることはなかった。

スウェーデンでは、一九四一年の断種法が戦後もそのまま運用された。四〇年代には一年に一〇〇〇件を超えていた「優生学的理由」(「精神疾患、精神薄弱、その他の重い疾患ないし欠陥をその子どもに伝えると判断できる場合」)による不妊手術は、その後、徐々に減少し、六〇年代にはほとんど実施されなくなった。他方、これと入れ代わるかたちで、当初は一年に一〇〇件ほどだった「医学的理由」にもとづく不妊手術(「女性の生命と健康を著しく危険にさらすような妊娠を予防する」ための不妊手術)は、四〇年代後半には一年に一〇〇〇件を超えるほどに急増し、この数字は七〇年代まで続いた。

しかし、この変化は、優生学的な不妊手術が消失したことを必ずしも意味しない。そうではなく、すでに述べたように、もともと「優生学的理由」に該当していたケースが、この「医学的理由」に流れ込んだ結果なのである。なぜ、そうなったのか。一つの大きな理由は、遺伝学研究の深まりによって、「精神疾患、精神薄弱、その他の重い疾患ないし欠陥」なるものが、そう簡単に遺伝によるとは決めつけられなくなった点にある。しかし、依然として、社会の側は、そうした疾患や障害をもつ人びとが子どもを産まないようにすることを望み、その結果が「優生学的理由」から「医学的理由」へのシフトなのである。一九四一年のスウェーデン断種法は、本人同意を原則としていたが、前述のとおり、その「同意」が五〇年代までは半ば強制的に得られたケースも多く、また、その第二条は、本人の「精神的障害」のため法的に有効な同意能力が期待できない場合、本人の同意は不要であるとも明記していた。スウェーデンで、不妊手術に際して本人同意の原則が名実ともに確立されるのは、七五年以降のことである。

デンマークでは、一九二九年の断種法の改正というかたちで制定された「精神薄弱者の処遇に関する法律」（三四年）ならびに新断種法（三五年）が、戦後もそのまま維持された。三四年まででは年平均で二〇件ほどだった不妊手術の実施件数は、三五年以降、年平均で一〇倍の二〇〇件を超えるほどに跳ね上がり、五〇年代半ばまでその数は増加の一途をたどった。そのうち、知的障害者とされた人びとを対象とし、それゆえ本人同意が不要であった不妊手術（前者の「精神薄弱者の処遇に関する法律」の定める不妊手術）の占める割合は、徐々に減っていったが、それでも五〇年代までは全体の五割を超えていた。七三年以降は、同時期の西ドイツと同様、成年者本人の自己決定にもとづくかぎり、不妊手術は理由を問わず自由に受けられるようになったが、しかし、知的障害などをもつ人びとに対して、後見人らの代理同意で不妊手術を実施することは、その後も認められた。

出生前診断と優生学

一九六〇年代末の羊水検査を皮切りに、絨毛生検、超音波診断、母体血清マーカー検査といったさまざまな出生前診断技術が世界的規模で実施されるようになったとき、優生学は新たな局面に入っていった。

不妊手術を中核とする従来の優生政策は、親となる人びとの疾患や障害を根拠に、その子どもにも同様の疾患や障害があらわれるだろうと推定する、きわめて粗雑な遺伝理論に立脚していた。しかし、出生前診断は、それまで言わば不可視の存在だった胎児を可視化し、その遺伝情報の分析を通じて、胎児の疾患や障害の有無を直接、突きとめてしまう。そして、その診断結果をふまえて、子どもを産むか、産まないかを決定するということも可能になった。一九三〇年代半ばに、ドイツ、デンマーク、スウェーデンは優生学的理由にもとづく中絶を合法化したけれども、それは母親か父親の障害や疾患を理由にしたものであって、胎児そのものの障害や疾患を突きとめたうえでのものではなかった。出生前診断技術の実用化によって、優生学は親の世代ではなく、生れてくる子ども（胎児）に直接照準をあわせることが可能となったのであり、「淘汰」の過程を、生育した個体の次元から「生殖細胞」の次元へ移行させる、言い換えれば「淘汰」を出生前に完了させるというプレッツの夢（前章参照）も、それにともなって、さらに一歩、現実のものとなったのである。

ところで、欧米諸国の場合、こうした出生前診断の実用化は、妊娠中絶が女性の権利として、より広範囲に認められていく七〇年代初頭の動向と時期的に重なっている。

優生学の新たな展開と中絶の自由化、この両者は互いにどのような関係にあったのだろうか。

東西ドイツにおける中絶

ドイツの状況を今一度ふりかえっておくと、刑法第二一八条によって禁じられていた中絶は、ワイマール期に、妊娠女性の健康と生命が危ぶまれる場合にのみ認められるようになり、さらにナチズム期には優生学的理由(妊娠女性が「遺伝病子孫予防法」に列挙された疾患のいずれかにかかっているとされた場合)による中絶が合法化された。

第二次大戦終結直後、中絶手術は、レイプによって妊娠した女性に対してもおこなわれるようになる。その背景には、ナチスからのドイツ「解放」のかげで、多くのドイツ人女性が連合軍兵士によってレイプされるという事実があった。とりわけベルリンの状況は痛ましく、約一五〇万人の女性のうち、実にその三分の一がレイプの被害にあったと言われている(巻末参考文献のA. Grossmann論文による)。この大量レイプ、とりわけソ連軍兵士によるそれが、(第一次大戦後、フランス軍の黒人兵とドイツ人女性の間に生まれた混血児の場合と同様)人種主義の観点から、ドイツ民族の「血を汚す」ものとして受けとめられた側面がなかったわけではない。しかし、夫でもない男性によって暴力的に妊娠させられ、生まれる子どもを育てていく術も見つからない数多くの女性たちを前にして、医師たちは中絶手術の実施に踏み切った。

しかしながら、戦後の混乱が終息し、また戦後の復興にそなえた人口増大政策の必要性が強調されるようになると、中絶の自由は再び縮小に向かう。西ドイツでは、妊娠女性の生命と健康が危ぶまれる場合にのみ中絶を認めるというワイマール期の状況へ逆戻りした。東ドイツでも「母子保護と女性の権利に関する法律」（一九五〇年）の第一一条によって、同様の制限が加えられたが、西ドイツと異なるのは、優生学的理由、すなわち「両親のうち、どちらかが重い遺伝病にかかっている場合」の中絶が、ナチスの優生政策を一部、引き継ぐかたちで、認められた点である。

一九七〇年代の変化

七〇年代に入り、東西ドイツともに大きな変化が訪れた。

西ドイツでは、紆余曲折を経た長い議論の末、一九七六年の刑法第二一八条改正によって、中絶は、より広範に認められるようになった。この改正により、医学的理由（妊娠女性の生命と健康が危ぶまれる場合）、犯罪的理由（レイプ）、社会的理由（妊娠と出産が女性の社会生活に深刻な不利益をもたらす場合）にもとづいて中絶が認められることになったが、これらと並んで、新しい意味での優生学的理由、すなわち（親ではなく）胎児に身体的もしくは精神的な障害がみられる場合に、女性の自己決定にもとづいて中絶を認めるとの規定が明記された。当時すでに応用されていた羊水検査その他の出生前診断、そして、その診断結果にもとづく選択的中絶が、明確に合法化されたのである。犯罪的理由ならびに社会的理由による中絶には妊娠一二週以内という制限が加えられた一方、優生学的理由による中絶は二二週まで認められた（医学的理由による中絶には特に制限なし）。

西ドイツで、日本で言う「胎児条項」が、ある意味ですんなり導入された背景として、六〇年代のサリドマイド事件を無視することはできないだろう。全世界で約三七〇〇名と推測される、サリドマイド被害者（サリドマイドの副作用によって障害をもって生まれた子ども）のうち、その七割に相当する約二七〇〇名が、この薬の開発元でもある西ドイツの被害者だった。当時、胎児の障害や疾患を理由とする中絶の合法化は、ナチスの優生政策の再来としてよりも、薬害に対する個人の権利として肯定的にとらえられたのである。

一方、東ドイツでは、「なぜ」あるいは「どんな場合に」中絶を認めるかという西ドイツの方式（適用事由モデル）と異なり、中絶を「いつまで」認めるかという方式（期限モデル）にもとづいて、妊娠一二週以内であれば、理由を問わず、中絶を認めるという法律が七二年に制定された。

しかし、一二週を超える中絶も、大学病院などに設置された審査委員会に妊娠女性が申請し、そこで許可されれば認められた。審査委員会は、医学的理由、社会的理由によっても中絶を認めたが、承認されるケースの大半は、胎児に重い疾患や障害が見られる場合（優生学的理由）だった。出生前診断の大きなセンターがあったフンボルト大学病院（東ベルリン）の審査委員会を例にとると、九二年までの一〇年間で承認された中絶のうち、医学的理由によるものは全体の三パーセント、社会的理由によるものは一〇パーセント、そして優生学的理由によるものは八七パーセントである。羊水検査などは通常、妊娠一三週以降でないと実施できないため、出生前診断にもとづく選択的中絶の大半は、そもそも妊娠一二週という枠内では不可能であり、それゆえ審査委員会による許可というかたちで実施されたのである。

スウェーデンとデンマークにおける中絶

東西ドイツのみならず、北欧諸国でも、中絶自由化の流れは、同時に、出生前診断にもとづく選択的中絶に対しても積極的に道を開いていった。

スウェーデンでは、中絶を、医学的理由、犯罪的理由、社会的理由、そして優生学的理由によって認める一九三八年の法律(中絶法)が、そのまま機能したが(四六年に若干の修正)、六三年に、新しい意味での優生学的理由、すなわち胎児に重い障害や疾患がみられる場合に中絶を認めるという規定が盛り込まれた。スウェーデンでサリドマイドの副作用によって障害をもって生まれた子どもの数は約一〇〇名と、ドイツや日本に比べて少なかったが、しかし、サリドマイド事件は、スウェーデンでも、この「胎児条項」導入を後押しした。

一九七四年、スウェーデンの中絶法は大きく様変わりする。従来の適用事由モデルから、期限モデルへと方針が転換され、新法は、原則として妊娠一二週以内(特別の事情がある場合は一八週以内)であれば、理由を問わず、女性の自己決定にもとづいて中絶を自由化した。しかし、一八週を超えても、「妊娠中絶を支持する特別の理由が認められる場合」(七四年中絶法、第三条)は、社会庁の許可によって中絶が認められた。期限モデルに依拠したこの七四年の中絶法からは、中絶の条件として胎児の障害や疾患を挙げる文言が消えてはいるが、しかし、出生前診断にもとづく選択的中絶は、右の規定の範囲内で十分、認められた。

デンマークでは、一九三七年に、三八年のスウェーデン中絶法とほぼ同じ中絶法が制定された（施行は三九年）。七三年に、やはりスウェーデンと同様、期限モデルに依拠した改正がなされ、妊娠一二週以内の中絶が、女性の自己決定権として、理由を問わず自由化されたが、スウェーデンと異なり、一二週以降の中絶を許可するケースの一つとして、「遺伝的資質、あるいは胎児期の損傷や疾患によって、子どもが将来、重い身体的ないし精神的な障害を有するおそれが認められる」ことが明記された（七三年中絶法、第三条）。

削除されたドイツの胎児条項

前述のとおり、ドイツでは、一九七六年に、日本で言う「胎児条項」が導入された。しかし（出生前診断と選択的中絶は従来どおり実施可能なものの）この規定は、九五年に削除されている。

その理由の一つは、選択的中絶に結びつく出生前診断が優生学の一形態であり、障害者差別に拍車をかけているのでないかという、ある意味で新しい認識の広がりである。まず、それまで沈黙していた障害者たちが出生前診断に対して批判の声をあげたが、その声に耳を傾ける人びとは徐々に増えていった。例えば、かつての大統領リヒャルト・フォン・ヴァイツゼッカーがそうである。九三年七月にドイツの障害者団体が主催した会議でおこなった「違っていて当然（Es is normal, verschieden zu sein）」という講演の中で、ヴァイツゼッカーは、出生前診断が障害者の社会的排除とはたして無縁なのかと危惧を表明した（邦訳『ヴァイツゼッカー大統領演説集』岩波書店、一九九一―二〇〇頁）。

CDU（キリスト教民主同盟）所属のヴァイツゼッカーのこの発言は、中絶一般に批判的なキリスト教を背景としているという面が多分にあるだろう。しかし、出生前診断に対する懐疑や批判は、八〇年代に入って、それまで中絶を女性の自己決定権として求めてきたフェミニストの側からも出されるようになってきたのである。胎児の疾患や障害が中絶の条件として法律でことさらに取りあげられているがゆえに、出生前診断を拒否したり、障害のある子どもを産もうと決意する女性たちに対して、「法律で認められているのに、なぜ中絶しないのか」という社会的圧力がかけられているのではないか。胎児条項は女性の自己決定を広げるのではなく、むしろ狭めているのではないか。あるいは、出生前診断によって胎児を選別したうえでなされる中絶は、女性の自己決定権に属さないのではないか。――すべてではないにしても、そう考えるフェミニストは現在のドイツに少なからずおり、そこでは自己決定のあり方が、女性たち自身によって注意深く吟味しなおされている。

出生前診断に対する懐疑や批判のこうした広がりは、また、忘れられた被害者たち、すなわちナチスの優生政策の被害者たちに八〇年代になって光があてられていったこととけっして無関係ではないだろう。いずれにしても、ドイツでは七〇年代に導入された胎児条項が、八〇年代を経て、九〇年代に削除された。近年の着床前診断にしても、それに対する反対論は根強くあり、ドイツではまだ実施に至っていない（二〇〇〇年六月段階）。

新しい優生学とは——自己決定という問題

出生前診断の諸技術が実用化されはじめた六〇年代末を境として、優生学は二つの点で大きく様変わりした。

まず第一に、前述のように、照準が親となる人びとから胎児へと移行し、また方法も、前者に対する不妊手術というかたちから、障害や疾患の有無を突きとめたうえでの後者の出生予防（中絶）というかたちへ変化した。

しかし、それればかりではない。

七〇年代の東西ドイツ、北欧諸国における中絶に関する法改正は、いずれも、妊娠女性自身の申請にもとづかない中絶を原則として禁じている。妊娠女性が望んでいれば、どんな場合も認められるわけではなく、さらにいくつかの制約条件（時期、ケースの限定、カウンセリングを受ける義務など）が課せられており、その点を多くのフェミニストは問題にしてきたのだが、しかし、出生前診断にもとづく選択的中絶を他人が強制することは原則としてできない。かつて優生学的な不妊手術は、精神疾患や知的障害をもつ人びとに対して、そうした人びとは法的に有効な決定能力、同意能力を欠いているという正当化の下、強制的に実施されることが少なくなかった。これに対して、新しい優生学は、個人の自己決定というかたちをとって実践される。出生前診断を受けるかどうか、また、その結果を受けて中絶するかどうか、その最終的な決定が、一人一人の妊娠女性に突きつけられることになったのである。

さらに、七〇年代末以降、登場してきた体外受精その他の新しい生殖技術によって、優生学はいっそうの進化＝深化の可能性を与えられた。胎児に照準をあわせて、その疾患や障害の有無を突きとめる方法よりも、さらに一歩進んで、着床前の受精卵、あるいは受精前の卵子や精子の段階で選別を行うことが可能になった。着床前診断(受精卵診断)は、体外受精を前提として、受精卵を女性の子宮に移植する前に、その遺伝情報を調べて、生まれてくる子どもの疾患や障害の有無を突きとめる方法である。「淘汰の過程そのものを有機体としての個人の段階から、細胞、とりわけ生殖細胞の段階に移行させること」——先に述べたとおり、それが、今から一〇〇年ほど前にプレッツが思い描いていた優生学の最終目標だった。現在の生殖技術は、このプレッツの夢を完全なかたちで実現する水準にまで到達したのである。

出生前診断にもとづく選択的中絶は優生学ではない、なぜなら、それはかつての優生学と違って、個人の自己決定にもとづくものであり、強制ではないからだ、という主張がある。しかし、出生前に淘汰を完了するというプレッツの夢は、妊娠女性の自己決定による出生前診断と選択的中絶を通じて、結果的に十分、達成されうるものなのである。今世紀初頭の優生学者たちからしてすでに、啓蒙や教育を通じて「低価値者」とされた人びとがその自己決定によって結婚や子づくりを断念するよう積極的に働きかけたし、またスウェーデンのケースのように、本人同意（自己決定）の原則は、優生政策の射程を広げる（狭める、ではない）方向で機能した。さらに今日、イギリスでは、すべての妊婦に対して各種の出生前診断について情報を与え、希望者には無料（公費負担）で検査を実施することになっているが、それは圧倒的に多くの場合、選択的中絶に結びつくことで、障害者のケアにかかる福祉コストを削減するという行政側の意図を、見事なまでに実現する結果となっている（坂井律子『ルポタージュ出生前診断』）。

確かに、出生前診断は現在、ドイツや北欧諸国ばかりでなく、日本を含め多くの国々ですでに実施されており、また、こうした診断技術を切実に望む人びとがいることも事実だ。しかし、「自己決定だから優生学ではない」の一言によって、人びとが出生前診断と選択的中絶に対して同時に抱く戸惑いや逡巡、あるいは疑問や批判といったものを、杞憂として一蹴することは、それ自体、歴史的に見れば何の根拠も、裏付けもない主張であり、また、この一世紀あまりの優生学の歴史を手前勝手に歪曲するものでしかない。

第四章

フランス——家庭医の優生学

＊

橳島次郎

スウェーデンの強制不妊スキャンダルの飛び火

一九九七年八月下旬、スウェーデンの日刊紙「ダーゲンス・ニヘーテル」は、戦後数十年たったあとも障害者に対する強制不妊手術が行われていたことを一連の報道で問題にした(前章一〇九—一一〇頁参照)。この報道はヨーロッパ近隣諸国でも大きく取り上げられ、多くの国で、自国にも同じような実例があることが次々と「再発見」されるという連鎖反応を引き起こした。フランスでも九月一〇日、週刊誌『シャルリ・エブド』が過去一万五〇〇〇人の女性精神障害者が強制不妊手術を施されていたと報じると、主要各紙も後追い報道を行った。これを受けて政府はただちに専門行政監察機関に調査を命じた。

「一万五〇〇〇人」という数字は実はきちんとした統計実数ではない。ある社会学者がフランス南西部のジロンド県で行った調査で、施設にいた女性精神障害者二六〇人のうち三五パーセントが不妊手術をされていたという比率を、単に全国の施設にいる女性精神障害者数四万四〇〇〇人にかけただけの推定値だった。しかもスウェーデンはじめ他の国の例と同様、そうした事実は何も隠されていたわけではなく、関係者を通じて比較的よく知られていたことだった。すでにこれより一年以上前、フランスの国家生命科学・医学倫理諮問委員会は、障害者に対する不妊手術が親や医師など第三者の意向によって比較的容易に行われている実態を憂慮し、倫理的・社会的に障害者への不妊手術が認められる際の厳格な条件を示す勧告を行っていた(一九九六年四月三日、国家倫理諮問委員会意見第四九号)。

一年後の一九九八年九月、行政監察機関の調査結果が公表された。それによると、精神障害者の不妊手術は組織的に行われてはいなかったが、九六年には男性一五件、女性二二一件の実施が確認された。この数字は「わずかだが、片隅でひっそりととはいえない」と調査報告書は指摘している。報道された一万五〇〇〇件という数字はオーバーとしても、精神障害者の置かれた状況に問題があることが改めて確かめられたのである。

フランスには断種法がなかった

ヨーロッパでの一連の強制不妊報道が社会にショックを与えたのは、ナチス・ドイツだけでなく各国が一九三〇年代から優生主義に基づく立法によって障害者などへの強制断種を認める政策をとっており、しかも戦後も引き続き、少なくとも一九七〇年代まで、その優生政策を続けていたということを、あらためて突きつけられたからである。フランスではそれはとくに二重のショックだった。なぜならフランスでは、断種法のような、優生主義を国家が強制する立法ないし政策は行われたことがなかったと、みなが思っていたからである。そのフランスで、かつて強制断種法を持っていた国と同じような、障害者への不当な処遇が行われていたというのだから衝撃はひとしおだった。政府関係閣僚のすばやい対応がその深刻さを物語っている。

事実フランスにはその類の国家政策はなかった。あとで詳しく見るように、結婚前に性病などの検査を受けることを義務づける法律が一九四二年に作られたのが、フランス唯一の優生政策だった。しかもそれとても検査を義務づけるだけで、検査結果によって断種や結婚不許可などを強制される規定は一切なかったのである。この法律は、今日もそのまま施行されている。

もちろんフランスでも、一九世紀から二〇世紀前半にかけて、優生思想を説く学者集団は存在した。それは当時の欧米諸国と共通の思潮だった。だがフランスでは、アメリカ合衆国や北欧諸国やドイツなどと異なり、国家の手で断種などの優生政策が実施されることはなかった。それはどうしてだろうか。また、そうしたフランスの優生学の歴史は現在のフランスのこの種の問題への対応に、どのような影響を与えているだろうか。

1——フランス優生学の歴史

フランスの医学者と優生主義の関係について一冊の本を書くというと、人を驚かせるかもしれない。フランスは、フランシス・ゴルトンによるこの科学的イデオロギーの熱心な弟子では決してなかったからだ——ジェノサイドも断種も、幸運なことに、フランス現代史には現れない。フランスの歴史家は長い間この分野を未開拓のままに放ってきた。フランスの優生学は、ゴルトンの優生学に付随して起こったが失敗に終わった現象として見られてきた。医学史を長年独占してきた医学者たちも、このデリケートなファイルを開こうとはしなかった。

一九九五年九月に、おそらくはじめての体系的なフランス優生学史『フランスにおける優生主義の歴史』を出版した歴史家のアンヌ・キャロルは、序文でまずこのような前置きをしている。フランスにも独特の優生思想の歴史があった。しかし「優生学史というと必ずガス室について語らなければいけないかのようであり、そこに至らなかったすべてのことは優生学ではないかのようである」。そうしたことがなかったフランスの優生学史を描くには独特の難しさがあるとキャロルは言う。「〔無理に重箱の隅をつついて〕型通りに罪悪感を持たせようとしたくなる誘惑と、フランスの無実を不健全にも賞賛したくなる両極に挟まれて、そのどちらでもなくこの『イデオロギー的恐怖の対象』を扱う道は、か細いのである」。

「医学者の優生学」

フランスではなぜ優生思想が国家の強制を伴う政策として実現しなかったか。キャロルは、その原因を、フランスの優生思想の独特のルーツにさかのぼって検証しようとした。そこで彼女が見つけた一つの要因は、二〇世紀初めの主流の優生学が、生物学者、人類学者、統計学者、人口学者、マルサス主義者らからなっていたのに対して、フランスの優生思想は、一九世紀初めから医学者が主唱してきたという特徴である。

フランスでは一八世紀以来、医学者が「よい子をつくる」ためのノウハウを世に広めてきた伝統があった。その内容は、いい子を産むためのセックスのしかたの指南から、さらには配偶者の選別という発想に至る。この延長で、啓蒙思想の時代、一七五六年に『人の種を完全にする方法について』という本がヴァンデルモンドという医学者によって書かれた。そして大革命後、新興の国民国家の国益として家族・人口政策に強い関心が寄せられるようになると、国家のために偉大な人間をつくる学、「偉人発生学」(Mégalanthropogénésie) が誕生した(ルイ・ロベール『偉人発生学論考』初版、一八〇一年)。この学派は、結婚していい人とそうでない人を国家が選別するべきだと主張した。一九世紀の前半からなかばにかけてその是非について議論が戦わされたが、国家の介入については慎重な論が大勢を占めた。これは二〇世紀前半の優生学の古典時代における論議の先取りとなった。またこれに並行して、一八四〇年代から六〇年代にかけてドゥベイという医学者が、ゴルトンが発明したeugenicsとまったく同じ意味で内容もほぼ似たcalligénésieという造語をしている(『結婚の衛生学と生理学』初版、一八五三年、など)。

キャロルは、フランスの優生学はこうした土壌の上に築かれたとしている。フランス優生学の戦いの主眼は、この、一九世紀なかばに登場し確立した、結婚＝生殖の適性の管理というテーマに置かれることになる。

「育児学」――フランス独自の優生学

一八六五年、シャルル・A・キャロンという小児科医が、のちのちフランスにおいてeugenicsの同義語として使われるようになる学問名を産み出した。「育児学」(puériculture)である(『育児学序論』)。その後一時忘れられていたこの学問を、一九世紀末に再興し、そこに優生学に相当する内容を与えて発展させたのが、産婦人科医のアドルフ・ピナールだった。

人口減少、幼児死亡、衛生観念の普及などを研究対象にしていたキャロンは、医師が性教育から授乳、栄養に至るまで、いちはやく妊娠、出産の全過程に関与する体系として「育児学」を構想した。そしてそれは個々の子どもの健康だけでなく、人類全体の進歩に通じるものとされた。彼によれば育児学においてこそ「世代ごとに進行する衰退への処方が見出される」(『育児学』一八六六年)。

その約四半世紀後、一八九二年に、腹部触診の理論化、恥骨結合切開術の施行などの専門業績によって四八歳で医学アカデミー会員に選ばれたピナールは、九五年に「子宮内における育児学」(Puériculture intra-utérine)と題する発表をアカデミーで行った。そこで彼は、キャロンの学を継ぎ、産休などの妊婦の社会的支援策を提唱するとともに、受胎前・妊娠中・出産後の三段階に分けた医学的監視の必要性を説いた。出生前の育児学についてピナールは、両親からの遺伝(「受胎の遺伝」)とは別に、母体から胎児への遺伝(「子宮の遺伝」)があるとして、これを両親からの遺伝と同様に重視し、産休がこの子宮の遺伝を改善するとした。これは、言葉は「遺伝」でも、母体ないし子宮内の環境的要因の改善を重視する姿勢であるといえる。のちに見るように、フランスの医学者は、ダーウィン以後も、獲得形質の遺伝を認めるラマルキスムを信奉し続け、そのため優生学的考察においても、生得の遺伝要因以上に環境要因を重視したのである。

次いで一八九八年、ピナールは『種の保存と改善について』と題する記念講演を行い、彼の「育児学」の方向を明らかにした。彼はこう述べる。「育児学者の使命は種の保存と改善である。……民族の将来は大部分が、生殖前の育児学にかかっている」。

こうしてピナールの育児学は、新生児の健康増進による人口の量的増加だけでなく質的改善をも訴える、フランス独自の優生学になったのである。

ゴルトン優生学はフランスでいかに受け取られたか

このように既成学問となった育児学の存在の前に、ゴルトンの優生学"eugenics"は、フランスではほとんど広まらなかった。第一次大戦前まで、ラルースのような代表的辞書に「優生学」の項目はなく、「育児学」の項目しかなかった。キャロルはその理由として、ゴルトンの著作がながらく仏訳されなかったことと、彼が医学者ではなかったことを挙げている。ゴルトンがフランスで紹介されたのは、医学本流ではなく周縁的学問である人類学においてだった。

一九一二年にロンドンで行われた第一回国際優生学会議にはフランスから二〇人以上が参加したが、その大半は医学者で、なかでも育児学者が最も多く、次いで精神医学者、法医学者、性病学者などだった。ピナールはロンドンには行かなかったが、代読させたメッセージの中で、「ゴルトンの定義する優生学とは、フランスで長年研究されてきた生殖前の育児学にほかならない」と、「正統ゴルトン教寺院の中で反乱に近いような冒瀆《ぼうとく》的な演説」（キャロル）を行った。フランスのある医学雑誌は大会の様子を逐一取り上げたが、その論調は、人を「競走馬のように改良できる」と考える優生学の原理を批判するものだった。

フランス優生学会

これに対してゴルトンの優生学を支持したのは、フランスでも統計学者、人口学者、生物学者、それに政治家などからなるグループだった。そのなかのひとり、ロンドン会議に参加した統計学者でピアソンの仕事を仏訳して紹介したリュシアン・マルシュのイニシアティブにより、翌一九一三年一月、パリ大学医学部講堂でフランス優生学会（Société française d'eugénique）の設立大会が開かれた。設立時のメンバーは一〇四名、その六割以上が医学者で、選ばれた六名の執行部員のうち四名が医学者だった。これは他国の優生学会に比べて、フランスの学会の際立った特徴である（優生学会員に占める医学者の割合は、イギリス二二・五パーセント、アメリカ一九・六パーセント、ドイツ三三・四パーセント）。これら医学者の多くは産科医と小児科医で、そこにも、アングロ・サクソンの優生学が統計学的関心に主導されたのに対し、フランスの優生学が、これまで見てきたように生殖に主たる関心を置いていたことがよく表れている。

ピナールをはじめこれらの医学者は優生学会ではほとんど発表せず、ほかの医学会を学問発表の場としたため、フランス優生学会の活動は低調だった。学会員は徐々に減り、一九二六年には五〇人程度になっていた。二一年のニューヨークでの国際優生学会議にフランスからは三人しか参加せず、そのうち学会員はマルシュだけだった。学会はやがて人類学院 École d'anthropologie に吸収され、学会誌も同学院の『人類学雑誌』に接収されるかたちとなり、一九四一年に人類学院が廃止されると、学会も運命をともにした。

フランスでの優生学的言説

このように英米流の主流優生学が受け入れられなかったこととは関係なく、フランスでも優生思想に基づく言説は行われていた。

優生学は、まず基本認識として自民族が変質（退化、dégénérescence）していると考える。その先駆けとなったのはフランスの医学者ベネディクト・モレルの『人の種の肉体的、知的、道徳的変質論』（一八五七年）だった。彼はこの書物の中で、キリスト教の創造説を信奉しつつ、毒物や栄養不良、気候・土壌などが原因で代を追うごとに人は退化し創造の頂点からすべりおちると警鐘を鳴らしたのである。このモレルの論は、その後大きな影響力を持った。一九世紀末から二〇世紀初めにかけて、すべての病理的発現が、遺伝性のものだろうとそうでなかろうと、世代から世代へ伝わる「変質」の兆候とされた。そこには、小頭症やくる病などの身体的障害、知的障害、アルコール依存症やてんかんなどの精神医学的症状に加えて、甲状腺腫やさらには結核、性病、マラリアなどの感染症まで入れられた。結核や梅毒と、知的発達障害・脊髄異常・犯罪の増加などが結びつけて考えられた。また精神医学者のV・マニャンは変質概念をダーウィン進化論と結びつけ、それを生存競争における敗北とみなした。こうしてフランスの医師は個人の診断と集団の分析を混同していったとキャロルは断じる。

次に優生学は、変質の原因を論じる。その典型的な論の一つが、逆淘汰である。自然状態では生存し続けて子孫を残せない弱者が、社会政策により保護されることで淘汰されず、子孫を残す。また戦争は、より強い優れた若い男子を死地に赴かせる一方で、劣弱者を故郷に残して生殖させてしまう。フランスでこの逆淘汰を訴えた代表的人物は、育児学者で第一次大戦後に優生学会副会長になったユージェーヌ・アペールである（『病的遺伝』一九一九年、など）。だがフランスでは、人口減・出生率低下を変質の原因とする考え方のほうが好まれた。それはフランスが多大の人的損失を被った第一次大戦後に確固たるものになった。

遺伝か環境か

個々の人や人種の性質を決定するのは遺伝だろうか、環境だろうか。遺伝であると考えれば、遺伝により受け継ぐ悪い性質は（当時の医学では）改善する手立てがないから、人種を改善するためには、そうした悪い性質を持つ家系の者の生殖を妨げ、良い性質を持つ家系の者の生殖を奨励するしかない。これが英米やドイツの優生学の考え方である。

それに対して、遺伝がすべてを決定するとは考えず、受け継いだ性質を変える力を環境要因に見出す考え方もある。この考え方をとれば、生殖するのが望ましくないとされた人を排除、抹殺するよりも、個々人の衛生状態を改善する方策が望まれる。フランスの多くの優生学者は、医学者として、この衛生尊重の考え方を選んだ。ピナールは人の性質を変える力として教育を遺伝に対抗するものとして挙げている。また後で見るようにピナールよりはるかに強い優生思想を展開したシャルル・リシエも「種を改善するには、親となる個々の人の完成が子孫に影響を及ぼすという偉大で単純な真理を常に念頭に置いていなければならない。人類の進歩を望むなら、われわれは自らの精神的・肉体的衛生を改善しなければならない」と述べている(『人間の選別』一九二二年)。

フランスの医学者たちが遺伝決定論より環境重視の論を選んだのは、彼らが衛生に対して職業的関心と義務感を持っていたことと並んで、理論的支柱として彼らが獲得形質の遺伝を認めるラマルキスムを信奉し続けていたからである。一九世紀末以来フランスの学者たちは、イタリアのロンブローゾの犯罪人間学による「生来の犯罪者」説、ドイツのワイスマンの生殖質論によるネオ・ダーウィニズム、そして英米の優生学の科学的支柱となったイギリスのピアソンによる生物統計学を否定し、反駁《はんばく》してきた。生物統計学否定の急先鋒は、実験医学の主導者クロード・ベルナールだった。観察を計測に劣るものとしたピアソンやアメリカのダベンポートら生物統計学者の主張は、ベルナールの実験法に真っ向から対立するものだったのである。

優生学におけるフランス・ナショナリズム

キャロルは、フランスの優生学者が強度の遺伝決定論を退けた背景には、ナショナリズムもあると見る。フランス人にとって当時、遺伝決定論はすべて外国の学者の主張で、それに与することは国粋的感情との葛藤を引き起こすものだった、というのである。

そうしたフランスの独自性の感情は、優生学の目的である「人種の改善」でいう「人種」とは何かをめぐる論議にも表れている。当時、黄色人種と黒人種に対する白人種の優越はフランスの識者の間でも当然の常識とされていた。ただそうしたアーリア至上主義は、フランスで優生学に関心を持った医学者の間では影響が弱かった。ドイツ人やノルディック人種と違って、フランス人は多くの種族の混合から成っているという認識があり、フランス人をフランス人たらしめているものは、文化も含めたフランスという土地の環境の力であると信じられていたのである。そこにはラマルキスムとフランス・ナショナリズムの混合が見られる。

一九三七年にパリで開かれた「ラテン優生学会連盟」の大会で、フランス学会を代表して大会長となったアペールは、ドイツと北欧諸国が行っていた優生政策に「民族浄化」的側面があると批判し、それに対抗して、優生学が対象にすべき人種（race）とは人の種、つまり人類全体であると主張した。こうした大勢の中で、フランスの優生学者の間では移民制限には関心が払われなかった。優生学会でアペールが国境を接する国の白人種の移民だけを認めるよう主張したときも、ピナールら他の有力者はとりあわなかった。キャロルは、このような人種観もフランス優生学の特徴の一つだと指摘する。

ちなみにラテン優生学会連盟とは、一九三五年に、メキシコで開催された会合で設立された組織で、フランス、ベルギー、イタリア、スペイン、ポルトガル、ルーマニア、スイス及びラテンアメリカ諸国が参加し、英米やドイツ・北欧のそれとは違う一種独自の優生学の場を形づくっていた。なかでもブラジルでは、ラマルキスムとピナールらの育児学を軸とし、衛生と母子保健を重視するフランス式の優生学の影響がたいへん強かった。人種主義の面でも、移民制限は別として、国家介入による特定の人種の改善ないし排除、淘汰の政策は結局採られなかった。国の政策としては婚前検査の義務づけ（一九三四年憲法で規定、ただし実施されずに終わった）どまりで、その点でもフランスと同じだった。

人種の改善策としての安楽死論議

人種の衰退が遺伝によるか環境によるかという原因論議は、それをどう改善するかの論議につながって、優生学の優生学たるところを形づくっていく。優生学者が唱えた解決策には、安楽死、断種、隔離、移民制限などがあった。

フランスでは、医学者が人種の改善のために安楽死を提言することはまれだった。その一線をあえて越えた一人が、神経病専門医でゴルトンの信奉者だったシャルル・ビネ-サングレだった。彼は悪い質の持ち主が生殖しないよう、その者の自殺を助け、毒ガスで安楽死させる施設を作るよう提案した(『人間飼育場』一九一八年)。だが彼のこの説は医学界で酷評され、孤立した。また、医学界主流では、医学アカデミー会員で一九一三年に過敏症の研究でノーベル賞を受賞したリシェが、一九二二年に発表した『人間の選別』で、「異常児の抹殺」に一章を割いた。だがこれに対しても、医学界の反応はネガティブなものだった。ちなみにこの『人間の選別』は、「子をつくるのに望ましくない者ないし抹消されるべき欠陥者」を列挙している。そこには、結核、梅毒、てんかん患者、アルコール依存症者、知的障害者、肢体不自由者などに加えて、売春婦や詐欺師、殺し屋などの犯罪者まで含まれていた。ただキャロルが指摘するように、そこには英米の優生学が生殖には望ましくない者として標的にした貧困者が入っていない。

その後一九三五年に、もう一人のノーベル賞医学者アレクシス・キャレルが、犯罪者や社会にとって危険とみなされた精神障害者を抹殺するためのガス安楽死施設を提言したが、実施されることはなかった。だが、第二次大戦中フランスでは四万人の精神病患者が病院で飢えのため死んだといわれている。ドイツの「T４作戦」のように計画的・組織的なものではないにせよ、何らかの選別的サボタージュの結果だったと考えられている。

フランスでの断種論議

フランスにおける優生的断種は、外国での実施に追随するもので、それ以前に国内で断種実施に向けた動きはなかった。アメリカで性的倒錯者を含む精神病者、知的障害者と累犯犯罪者を主たる対象とした断種が大々的に行われたことが、フランスの優生学者を鼓舞したのである。

だが、それ以外の、生殖することが望ましくなく結婚を禁じるべきだとされていた人たち（遺伝だとされた病気の患者、とくに結核や梅毒患者、虚弱者など）への断種の実施は非難された。断種は犯罪者への罰と考えられていたからである。第一次大戦による人命損失と人口減少をいちばんの危機と見るフランスの事情も、安楽死や断種への否定的評価につながった。優生的断種政策を大胆に進めるアメリカへの憧憬はあっても、フランスの優生学者はそれを自国に導入するのは不可能だと見ていた。一九三二年にダベンポートの勧めでフランス優生学会幹部の意見調整が行われたときも、断種実施に賛成したのは一〇人中二人だけで、残り八人は「隔離」を支持したという。こうした、アングロ・サクソンの「過酷な」優生学と一線を画したフランスの穏当な優生学は、医学界だけでなく教会人や左翼からも支持されていた。

以上のような、二〇世紀初めの四〇年間の言説を丹念に追ったキャロルは、フランスでは「劣悪者」の安楽死の主張はあくまで「地下」で行われたものであり、また断種キャンペーンは外国での実施に影響されたものであると評価し、次のように総括する。「言語道断なことをあえて提唱した者もいた。しかし、総じて沈黙のただ中の声にすぎなかったものに、誇張した次元を与えてはなるまい。たとえその声のあるものが、リシェのように高名な人のものであっても」。

婚前検査立法への道のり

優生的見地からする人種改善の方策としては、生殖が望ましくないと考えられた人々の結婚を禁止する施策も提唱された。フランスでは一九世紀初めから、外形的な障害や遺伝性・伝染性とされていた病気の犠牲者がその対象として挙げられていた。具体的には梅毒、るいれき、ハンセン病、てんかん、がん、通風などで、当時の医学では不治とされていたことが、選ばれる共通の基準だったようである。一九世紀末から二〇世紀初頭にかけて、医師がそれらの障害や病気の有無を検査し合格した者に証書を出すことを結婚の条件とする公的制度が提案された。だがフランスの大半の医師は、家族の私事への国家権力の介入の媒介になることに拒絶反応を示した。伝統的職業規範である守秘義務を捨て、「犯罪者に対する検事のような役割をとらねばならない」からである(『医学通信』一九〇五年二月一五日号)。

一九二六年一一月、下院議員となっていたピナールは、「長年の考察の末」、この婚前証書制度を立法化する法案を提出した(「すべてのフランス人は、結婚しようとする際、その前日の日付で、伝染病の兆候を示していないことを確証した証書を備えていなければ、市民登録簿に婚姻を記載することができない」)。だがやはり医学界の反応は好意的でなかった。法文があいまいで対象となる伝染病が明示されず、しかも遺伝病は言及されずに放置されたことから、「ピナール法案は明確な許容基準を示せない医学の困惑を隠している」などと優生学者からも批判された。結局この法案は一九二八年の議会で廃案にされた。

第二次大戦下で実現した唯一の優生政策

その後、医学界では、法的制裁なしに婚前に検査を受けることだけを義務づける対案が提唱されたり、婚約者同士が自主的にそうした検査書を交換することが推奨されたりしたが、いずれも実現しなかった。

そうするうちにフランスは第二次大戦を迎え、一九四〇年六月、ドイツに敗れ、ヴィシー政府が誕生した。敗戦のショックとドイツの占領圧力という非常事態の下で、国民統合のため権威主義的な統制国家として出発したこの政府によって、はじめて婚前検査の法的義務づけは実現した。それは一九四二年一二月公布された「母性及び乳幼児保護に関する法律」の第四条に組み込まれた(「市民籍係の公務員は、配偶者となる各々から結婚に際して検査を受けたことを確証した一ヵ月以内の日付の医師の証書を受け取ったあとでなければ、結婚公示の手続きを進めることができない。この義務に従わなかった公務員は、一〇〇フラン以下の罰金に処せられる」)。これは、同法が前文で明記したように、「初めてフランスの立法の中に現れた優生学的措置」だった。婚前検査義務化は母子保健施策の一環であり、その点でフランスの育児学の伝統に即したものである。家族政策はヴィシー政府が非常に重視したところでもあった。この法案を実現させた政府当局者は、家族・保健省長官の地位にあったセルジュ・ユアールとレイモン・グラッセという二人の産科医だった。彼らは先に述べた優生学者のサークルには属していなかったが、専門上生まれる子の「質」への関心は高かったという。

この法律は前文で、第四条の規定は結婚の可能性を制限する許可制度ではなく検査を義務づけるのみで、「未来の夫婦にその良心と責任に向き合うようにさせるだけの目的」しかないと、わざわざ断わっている。リベラルな教育重視の線が守られていたのである。また検査する医師も、特別の公職は設けられず自由に選べたし、証書には検査を受けたことだけを記し検査結果は書かないでいいとされたので、医師の守秘義務も守られていた。顧客の自由と自らの職業利益を守るという医学界の方針が貫かれた立法だったのである。それでも、キャロルによれば、大半の医師は生殖の質を守る公務員のような役割を果たすことを嫌い、実施にはあまり熱心でなかったという。

第二次大戦終結後、一九四五年一一月の政府命令で婚前検査義務づけの法令は存続することが決められ、

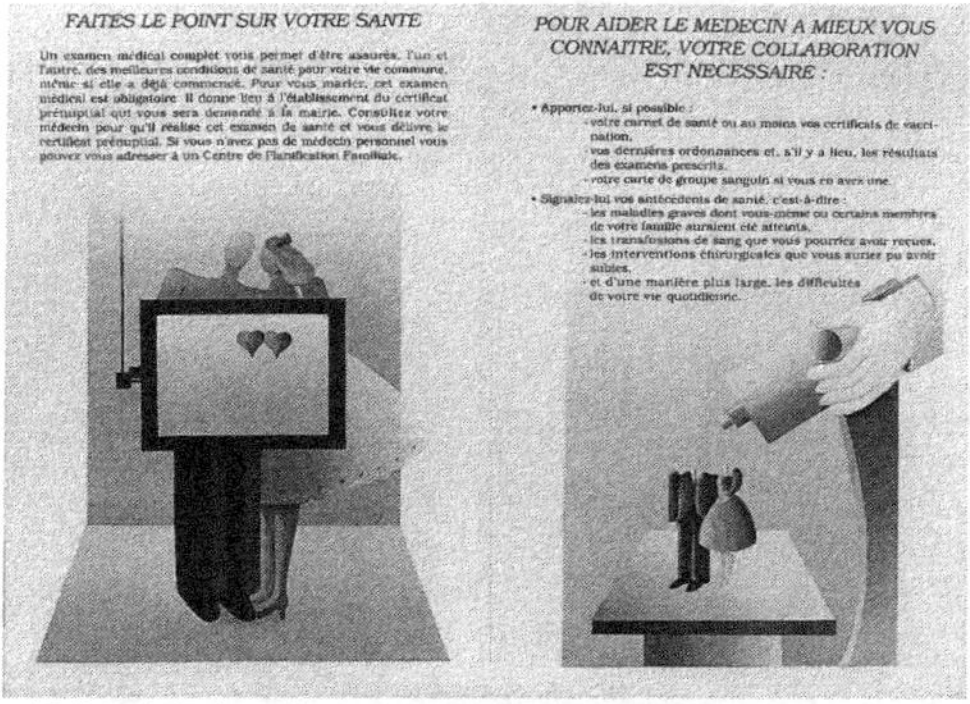

婚前検査証書に付けられた説明文書（1996年、パリの区役所で配布していたもの）

ほぼそのままの表現で民法典第六三条に組み込まれた。その後四六年九月、書式から「子孫への影響に配慮する」という文言が削除され、生殖するにふさわしいかどうかを見極める「良心と責任」という面すらなくなり、婚前検査は主に結核と梅毒の有無の確認手段という穏当な線に落ち着いて、現在に至っている。九三年からは、エイズ・ウイルスの検査もそこに加わっている（前頁図版参照）。

キャロルは、以上の婚前検査の歴史こそ、排除より教育を重視し、国家の医療よりも自由診療を重んじたフランス優生学の歴史を最もよく要約したものだと指摘している。それは、「全体主義的な野心を次々と放棄した（あきらめた）一連の流れの到達点なのである」。

なぜフランスでは強権的優生政策が採られなかったか

このようにフランスの優生学は、婚前検査の義務づけに留まり、それ以上の国権による強制的政策にはつながらなかった。その理由をキャロルに従ってまとめると、次のようになる。

フランスでは、医学者が主な担い手だった独自の優生学＝「育児学」(puériculture)が、ゴルトン以前から一分野として確立していた。そのために古典的優生学の時代にも、フランスでは医師の職業利益が論議と施策の趨勢《すうせい》を決める要因となった。旧来の自由診療に対する公費による社会化医療が提唱され、目の前の患者だけでなく全体の利益に奉仕する新しい役割が医師に求められはじめた時代の中で、「優生政策のための公務員」という医師像に対し、フランスの医師はあくまで私的サービスと教育を旨とする「家庭医」という像を対置し抵抗した。そうでなければ（生殖する者を選別する過酷な役割をとれば）医師が頼ってきた中産階級の顧客を失いかねないという危機感があった。理論的支えとしても、フランスの医学者はラマルキスムを信奉し続け、過度の遺伝決定論を排して環境への働きかけ＝衛生を重視する立場をとった。そこには英米やドイツの外来の学説である eugenics への国粋感情的な反発、対抗意識も働いた。これらの要因が重なって、フランスでは、強権的排除より衛生とリベラルな教育を重視する優生主義が大勢を占めたのである。

2——現代フランスの生命倫理と優生学

ドイツ優生政策は戦後のフランスでいかに受け取られたか

以上のようなフランスの優生学の歴史は、現代のこの種の問題のあり方やそれらへのフランス社会の取り組みに、どのような影響を与えているだろうか。

第二次大戦後、一九四七年にニュールンベルクでのいわゆる医療裁判が終結したあと、フランスでは強制収容所での非道（とくに医学者にとっては人体実験の実状）に関心が奪われ、ドイツの優生政策全体に注意が向けられることはなかった。ややのちになっても、断種政策の倫理的正当性は問題にされず、その効果などの医学的な有用性が議論されただけだった。キャロルによれば、フランスの医学者にとってナチスの優生政策は本当の優生学とは異なるもので、その科学性のなさを批判すればすむと受け取られた。ドイツの優生政策は民族主義の一変形にすぎず、検証したり論じたりする価値はないとされたのである。こうして優生学の総括はフランスでは行われず、強く弾劾されることなく論議は退潮していった。

優生学論議の復活

その後フランスでは、優生学は医学本流から分離して、徐々に「遺伝学」と同義語のように扱われ、混同されていった。キャロルにいわせると、優生学は遺伝学の中に隠れ家を見出したのである。

こうして表舞台からいったん消えた優生学論議は、生殖技術が発展し、一九七八年に世界初の体外受精児が誕生して、八二年にはフランスでも第一号の体外受精児が生まれたことで、八〇年代に再び社会の関心を呼び起こし、復活した。新しい生殖関連技術は、精子提供者の選別、出生前診断による胎児の選別・選択的中絶、体外受精卵の選別などを可能にし、古典的優生学の時代が理想とした施策を実現しうるような技術を社会にもたらしたといえる。しかもそれは前時代と違って前衛的な優生学者の運動や国家による強制を伴わずに、当事者の「自己決定」で進められ、普及する。キャロルはそうした現在の状況を、こう要約している。「第二次大戦後、医学者たちのなかで優生学的意図は遺伝学という非難されない道を通るようになり、いまや患者たちの新しい欲望に出会う」。

「生命倫理法」

先端医療技術がもたらすこうした問題に対処するため、フランス政府は、一九八六年に、どんな立法が必要かを本格的に検討しはじめた。その結果、九二年三月に最初の法案が作られ、議会での激しい論議の応酬と修正を経て、九四年七月にようやく成立、公布された。いわゆる「生命倫理法」である。これは民法と刑法に倫理原則と刑罰を設ける法律と、医療法に個々の技術の実施細則を設ける法律から成るもので、臓器や組織の移植から生殖技術、出生前診断や遺伝子診断、遺伝子治療まで対象にした、これまでのところ最も包括的な先端医療技術規制法である。

そのなかで論議の最大の対象になったのは、生殖技術だった。フランスでは、体外受精などは基本的に奨励される方向にあり、そのために許される範囲と守るべきルールを明示して社会の懸念や混乱を防ごうという姿勢が顕著だった。隣国ドイツが同じ時期、一九九〇年の胚保護法によって、生命操作を原則的に認めず受精卵の扱いを中心に多くの技術を厳しい禁止統制下に置いたのとは対照的である。そこには、フランス独自の医学者による優生学、つまり「いい子づくり」に熱心に関わってきた歴史が続いているのを見ることができるだろう。それはドイツの優生学と違って、弾劾されたことのない歴史なのである。

優生学はドイツ一国の過去のものではなく、現代でも起こりうる問題であり、絶対に防がなくてはいけないという意識は、フランスにももちろんある。だが自国には「悪い優生学」の歴史がないという意識があるがゆえに、フランスはこの種の問題に関して身軽に対処できたという印象がある。生命倫理法には、「優生学的実践」を禁止する条文がある。民法典の倫理原則篇はこう謳《うた》っている。「人の選別の組織化を目的とするあらゆる優生学的実践は禁止する」(民法典第一六条の四)。これに違反すると、刑法典に新たに設けられた規定で二〇年の懲役を科される。これは生命倫理法が設けた刑罰の中で最も重い罰である。

しかし、この条文は、具体的に何が優生学的実践にあたるのか規定していない。医療法では生命の選別につながると最も危惧される出生前診断による選択中絶や受精卵の着床前診断が、一定の条件がつけられたうえで認められている。これを矛盾と見るか、それとも出生前診断の実施に対する歯止めを設けたのだと見るかは、意見の分かれるところだろう。いずれにせよ、生命倫理法の優生政策禁止条項は、やや理念的、優等生的なことは否めず、法曹界では、空文とまではいわなくとも蛇足、冗漫だとの批判もある。

放置された不妊手術の無法状態

強制かそうでないかにかかわらず断種法を一切持たなかったフランスでは、永続的な避妊手段としての不妊手術の実施が法的に認知されず、場合によっては刑法の傷害罪(「身体の一部喪失または永続的障害を引き起こす暴力」)にあたりかねない状態が続いていた。一九九三年にフランス医師会はこの法の空白状態を指摘し、治療目的ないし避妊手段としての不妊手術を正当な医療行為として合法化するよう求める報告書を出した。医師会はさらにこの問題の検討を国家生命科学・医学倫理諮問委員会に諮問した。それに対し同委員会は、九六年に、精神障害者と健常者の場合に分けて、避妊手段としての不妊手術が認められる条件を提示する答申を出した。この答申は、本章の冒頭でふれたように、健常者への不妊手術が傷害罪になりかねず実施できにくい一方で、精神障害者への不妊手術は保護者らの意向で比較的容易に実施されているという矛盾した現状を指摘し、是正を求めている。こと不妊手術に関しては、国権による排除の優生政策を持たなかった歴史が、副産物として障害者の人権を侵害する状況をもたらす皮肉な結果になったのである。

国家倫理諮問委員会は、永続的避妊のための不妊手術の実施は知的障害者及び精神障害者の性生活が置かれた問題を解決するものではないこと、とくに女性は不妊手術を受けるといっそう性的攻撃にさらされやすくなることを指摘しつつ、それが認められる条件を次のように挙げた。まず本人の同意能力の評価は慎重に行われること。本人は生殖能力があり二〇歳を超えていること。ほかの避妊手段が有効でない確証があること。実施施設は公的認可を受けること。家族からも保護者からも独立した、医師、法律家、ソーシャルワーカーらからなる委員会による集団的意思決定方式をとること、などである。

これに対し、やはり本章冒頭でふれた一九九八年九月の行政監察機関による調査報告書は、厳密な医学的必要のない不妊手術は違法であり刑罰を科せられるものであることを強調し、それに代わる避妊技術の普及促進に努めるべきだと結論づけている。不妊手術はあくまで例外的措置として、司法の認可のもとでのみ許されるべきだとしている。

こうした提起を受けて、二〇〇一年七月、避妊目的での不妊手術の条件付き合法化がようやく実現した。健常者の成人には、医師の説明を受け四ヵ月の熟慮期間ののち書面での自発的合意により実施を認める。精神障害があり法的保護を受けている成人には、後見裁判官の裁定により認める。裁判官は親など関係当事者と、医師や障害者団体の代表などからなる専門家委員会の意見を聴くものとする。未成年者への実施は認めない（保健医療法典L二一二三―一～二条）。

人道に対する罪――民族主義と優生思想

一九三〇年代には「民族浄化」的優生政策に反対したフランスだったが、近年それを一部法制化するに至っている。一九世紀に作られた刑法典を全面的に改正した現行の新刑法典（一九九二年公布、九四年一月施行）は、最大の新機軸の一つとして「人道に対する重罪」を新設した。三章からなるその規定の第一は、集団殺害（ジェノサイド）を無期懲役で罰するとしている。死刑を廃止した新刑法典ではこれは最高刑である。そこではジェノサイドを「国民、民族、人種もしくは宗教上の集団またはその他すべての恣意的な基準によって定められる集団の構成員に対して、その全部または一部を根絶することを目的とする謀議に基づき、次に掲げる行為をすること」と定義し、具体的行為として、生命及び身体的・精神的完全性に対する侵害や極悪な生存条件の強制、子どもの強制的移送と並んで、「出産を妨げることを目的とする処置」を挙げている。つまり優生的目的で一定の集団の不妊化を行うような施策は、人道に対する罪として罰しうることになる。

もちろんそれ以前からフランスでは、一九四五年にニュールンベルク国際裁判所が人道に対する罪を規定したのに従って、ジェノサイドは犯罪として処罰されてきた。新刑法典の条項は、その際に法的根拠とされてきた一九四八年の国連ジェノサイド条約(「集団殺害犯罪の防止及び処罰に関する条約」)を国内法に組み入れたという意味を持つ。

ヨーロッパの他の国々と同様に、フランスでも、近年、移民の増加と経済不況のなかで異民族に対する排外姿勢が高まっている。一九九八年三月の地方選挙では、その急先鋒である極右政党の国民戦線が躍進し、既成右翼の一部がこれと結ぶ動きも出て、前年の総選挙で敗北し野党になった保守中道政党の再編の一つの引き金になった。国民戦線はそれまで、フランス共和国の価値を共有しない、絶対許されない政治存在とされてきただけに、九八年のこの動きは相当のショックを巻き起こした。

だがその国民戦線の最も過激な主張の中にも、三〇年代の古典的優生政策と同等視できるような政策プログラムは見当たらない。民族には優劣があると公言はするが(それだけでも、フランス共和国の普遍的人権の価値に反するから、まともな市民はしてはいけないことだとされている）、実際に求めるのは、若干の移民制限と、雇用・福祉・文化などの社会政策をフランス人優先にせよという程度である。これは、人道に対する罪と優生政策禁止の立法の効力とは考えられない。国民戦線の活動はそれらの立法のはるか前からあったからだ。やはり民族主義と優生学は本来別のものなのだろう。

第五章 日本——戦後の優生保護法という名の断種法

＊ 松原洋子

1――戦後日本の優生政策

優生保護法とは何だったか

ナチス体験を反面教師として、戦後社会は「優生学」を封印しタブーとしてきたはずであった。また、優生社会はあからさまな全体主義あるいは人種差別的な社会か、先端医療濫用の果ての近未来に出現するもので、少なくとも戦後の民主主義的な先進諸国は優生社会の一歩手前で踏みとどまってきたかのように思われてきた。しかしスウェーデンなどの例にもみられるように、現実には戦後も優生政策は存在していたのである。日本も例外ではない。日本では優生保護法が一九四八年から九六年まで施行されていた。

優生保護法は、世界でも早い時期に中絶合法化を実現し、終戦直後の過剰人口問題解決に貢献した法律として、人口問題や中絶に関心のある人々の間で語り継がれてきた。しかし、一般には知名度が低い法律であった。せいぜい、産婦人科医院の看板などに「優生保護法指定医」と書いてあるのを目にしたことがある、という程度だろう。ましてや「優生保護法」という言葉から「優生学」を連想し、「ナチス」や「ヒトラー」を思い浮かべる人はまずいなかったにちがいない。

しかし、この法律の第一条には「優生上の見地から不良な子孫の出生を防止するとともに、母性の生命健康を保護することを目的とする」とうたわれていた。優生保護法は「優生」の理念をその名に掲げ、「優生上の見地」からの不妊手術や中絶を合法化した法律だったのである。しかも優生保護法では、戦時中に制定された国民優生法よりも、優生学的規定が拡大されていた。

公式統計によれば、優生保護法が施行されていた約半世紀の間に、手続き上本人の同意を必要としない強制的な不妊手術（第四条、第一二条適用）は、約一万六五〇〇件実施された。この種の手術は、八〇年代にも一四〇件報告されている。また、形式的には当事者の同意に基づいていても、施設に収容されていたハンセン病患者に象徴されるように、事実上強いられた状況下で不妊手術や中絶が行われていたケースもある。さらに、優生保護法とその関連法では卵管や精管の結紮《けっさつ》・切断しか認めていなかったにもかかわらず、月経中の介護負担の軽減を名目に、女性障害者に対して子宮摘出手術が行われてきたことも、忘れてはならない。

ちなみにスウェーデンでは、断種法のもとで一九三四年から七五年までに、本人の同意に基づくものや医学的理由によるものも含めて、合計で約六万三〇〇〇件の不妊手術が実施されたという。スウェーデン政府の不妊手術問題調査委員会は一九九九年一月の中間報告（最終報告は二〇〇〇年三月）で、「医学的理由」として届けられていても実質的には優生学的理由で手術されたケースや、任意といえども施設を出る際の条件とされるなど半ば強制的に実施されたケースが存在していたことを指摘し、任意か強制かにかかわらず、すべての被害者を補償の対象とみなすよう提言した。この中間報告を受けて、スウェーデンでは九九年七月から補償が始まった（第三章参照)。日本では、優生保護法のもとで、総計約八四万五〇〇〇件(一九四九―九六年)の不妊手術が公式統計上報告されている。中絶の件数と任意あるいは強制による不妊手術の件数は、いずれも一九五〇年代半ばから六〇年頃までがピークであった。この数字の意味を日本の戦後史の中で検証する本格的作業は、まだ行われていない。

優生保護法が優生政策を背景とする「断種法」であったことは明白である。そして、この法律を根拠に不妊手術や中絶手術を強いられた人々が確かに存在する。つまり、少なくともこの事実において、日本の戦後世代はすでにある種の優生社会を経験してきているのである。現在の遺伝子技術・生殖技術に向き合うとき、われわれはまずこのことを念頭に置く必要があろう。

ポスト・優生保護法のゆくえ

一九七〇年代以来、優生保護法は障害者差別の思想を具現した存在として、厳しい批判にさらされてきた。九六年六月に優生保護法はようやく大幅に改正され、法律全体の約六割を占めていた優生学的規定と表現は、ことごとく削除、変更された。その結果、医学的、経済的、倫理的(強姦の場合)理由による中絶と母体保護目的の不妊手術の規定だけが残り、名称も母体保護法に改められた。

議員提案として提出されたこのときの改正案の提案理由は、「優生思想に基づく部分が障害者に対する差別になっていること」であった。ただし、その「差別」の内実、つまり優生保護法下でどのような人権侵害が行われてきたかについては、改正案提出の際にも具体的に示されなかった。被害者の一部から証言がなされてきたものの、その実態の全体像は依然として藪《やぶ》の中である。改正後の一九九七年、市民グループが強制不妊手術の実態調査実施を求めたが、厚生省は「当時としては合法的であった」ことを理由にそれを拒否した。その後も市民グループは要望を続けている。また、国連人権規約委員会は、一九九八年一一月の政府報告書に対する最終見解のなかで、強制的な不妊手術の被害者となった女性に対して補償を行うよう勧告しているが、現在でも厚生省が実態調査に乗り出す気配はない。つまり戦後約半世紀にわたる優生政策の検証と批判的総括を欠いたまま、われわれはポスト・優生保護法時代に突き進んだことになる。

先天性の障害をもつ子どもが生まれないようにする手段としては、現在、不妊手術よりも出生前診断に基づく中絶が主流となりつつある。日本では明確な規制がないまま、主に「経済的理由」の拡大解釈によって、こうした障害のある胎児の選択的中絶が実施されてきた。着床前診断技術や母体血中の胎児細胞のDNA診断法も開発され、次世代の身体を出生前に吟味する技術は、急速に多様化・精緻化している。

母体保護法指定医を中心とする団体、日本母性保護産婦人科医会（通称・日母、二〇〇一年より「日本産婦人科医会」に改称）の法制検討委員会は、選択的中絶への対応として障害のある胎児の中絶を認める、胎児条項の新設を含む母体保護法改正問題に関する答申を、一九九九年三月、日母代議員会に報告した。これに対して、優生条項の事実上の復活であるとして、障害者団体や女性団体がただちに抗議の声をあげたこともあり、九九年七月に発表された日母提言案では、胎児条項の新設は見送られた。代わりに中絶の対象として「社会的理由」や「精神的理由」が新たに盛り込まれたが、これに対しても選択的中絶の口実になるのではないか、という危惧の念が障害者とその家族や女性たちの間から提起され、最終提言（二〇〇〇年三月日母代議員会了承）では、「社会的理由」、「精神的理由」のいずれも導入されなかった。

優生保護法が母体保護法に改正されてからも優生の問題は決着していなかったことが、こうした選択的中絶の合法化をめぐる動きからもわかる。さらに、受精卵の着床前診断、ヒトクローン研究、遺伝子情報の取り扱いなど、先端技術の開発・応用においても、優生学との距離が問題となってくる。

一九四八年に制定された優生保護法の精神には、そこに至る約半世紀間の日本の優生運動が凝縮されていた。さらに制定から半世紀後、優生保護法の消滅とともに日本の優生学史の第一世紀は終わりを告げた。優生条項が姿を消した今、われわれは「優生」という概念にとらわれることなく、出生前診断技術、遺伝子検査、遺伝子治療、生殖補助技術などの先端医療を享受すべき段階に至ったのだろうか。それとも、優生学史の第二世紀に足を踏み入れたとみるべきなのだろうか。その答えの手がかりを、優生保護法の歴史のなかに探ってみたい。

2——国民優生法から優生保護法へ

優生保護法と総力戦体制

野口悠紀雄は著書『一九四〇年体制——さらば「戦時経済」』（一九九五年）において、戦後日本の高度経済成長を支えた「日本型経済システム」を、戦時期の総力戦体制と結びつけて論じた。経済システムに限らず、強力な国民統合プロジェクトとしての総力戦体制と戦後社会の連続性が近年注目を集めており、さまざまな角度から検討されつつある。

優生保護法もまた、総力戦体制と切り離しては考えられない。国家総動員法が公布された一九三八年、国民の体位・体力向上を求める陸軍の要望が引き金となって厚生省が創設された。設立まもない厚生省の目玉事業のひとつとして、四〇年に国民優生法が制定されたが、これが、戦後成立した優生保護法の原型となった。さらに、敗戦直後から始まった国民優生法改廃の動きと四八年の優生保護法成立には、戦時中の多産奨励策に動員された産婦人科医や人口政策に携わった学者や官僚が重要な役割を果たしていた。

優生保護法については一般に、戦時中の「産めよ殖やせよ」から一転して、人口抑制のために中絶を自由化した法律というイメージがある。確かに人口の「量」の調節という観点を強調すればそうみえよう。しかし、人口の「質」、すなわち「優生」の側面からみると敗戦を境に逆方向に転換したというより、むしろ強化されたといえる。さらに人口の量と質の管理——優生保護法でいえば中絶規制の緩和と優生策の強化は、互いに密接な関係があった。これらの問題については後で述べることにして、ここではまず、総力戦体制のもとでの優生政策について概観しておきたい。

厚生省の「民族優生方策」

一九三八年一月の厚生省創設にともない、予防局に優生課が設置された。優生課の主管業務は「民族衛生」、「精神病」、「慢性中毒」(アルコール依存症など)、「慢性病」(脚気、がんなど)、「花柳病」(性病)、「癩《らい》」(ハンセン病)などであった。

優生課はまず、有識者の動員と優生政策の研究調査に着手し、一九三八年一一月に民族衛生研究会を設置した。民族衛生研究会は講演会を開いたり、優生政策の立案にあったりしたが、その記録は『民族衛生資料』という小冊子で公表されている。

そのうち、一九三九年八月発行の「民族優生とは何か」(『民族衛生資料』第九号)では、厚生省の優生政策の全体構想が明らかにされた。「民族優生」とは比較的新しい用語で、「優生学」と「民族衛生」を合体させたものと説明されている。前者は「余りに個人的の色彩が強く」、後者は「広く各般の衛生を総称するもの」であるから、「民族の優生学」を表す言葉としては「民族優生」が最も意を尽くしているというのがその理由であった。民族優生は、「逆淘汰と民族毒(梅毒・アルコール・麻薬等の害悪)の影響を排除して民族の変質を阻止し、一方優良健全者の産児を奨励し、以《もっ》て民族素質の向上と人口の増加を図り、国家永遠の繁栄を期する事」と定義されている。なお、この定義がドイツ人種衛生学会の改訂綱領（一九二二年）との関連で説明されていることからもわかるように、厚生省の「民族優生」はドイツの人種衛生学（Rassenhygienc）から強く影響を受けていた。

一般に優生学では、「劣悪者」が人口に占める比率が増加し、「優秀者」の比率が減少すると人口の質が低下して「民族の変質」を招くと考えられてきた。この現象は「逆淘汰」と呼ばれ、文明化にともないあらゆる民族が経験する本質的問題として深刻に受けとめられていた。生活にゆとりのある「優良健全」な階層における子供の産み控え、「劣悪者」の高出生率と医療・福祉の発達による死亡率低下、戦争によって壮健な青年の多くが命を落とす結果「優良健全」な者の子孫が減ることなどが、「逆淘汰」の原因とみなされた。

当時の厚生省が重視したのは、「優良健全」な階層の出生率の向上と「劣悪者」の出生防止であり、戦争の「優生学的弊害」には目をつぶっていた。「民族優生とは何か」では、具体的な優生政策として以下の五項目の「民族優生方策」が挙げられている。

一、民族優生思想の啓発――優生思想の啓発、優生政策の実践指導の継続により、国民のすみずみにまで民族優生を徹底する。

二、民族優生に関する調査研究――遺伝家系図や双子の記録などの収集をはじめとする、国家的研究調査機関の充実。
三、民族毒予防——梅毒、アルコール、麻薬などの「民族毒」による子孫への悪影響の防止。
四、民族優生的多産奨励——健全者の多産奨励。
五、遺伝健康方策——「悪質遺伝質」の根絶（隔離、優生結婚、妊娠中絶、去勢、断種）。

この五項目の大部分は厚生省で実際に検討され、一部は制度として実現した。例えば、一の「民族優生思想の啓発」については、「国民優生思想啓発費」として予算があてられるとともに、国民優生連盟が設立されて、啓蒙パンフレット『国民優生図解』（一九四一年）を発行したり、優生結婚資金貸付制度などを運用したりした。

二の「民族優生に関する調査研究」の機関としては、人口問題研究所と厚生科学研究所（四二年に厚生省研究所に統合）が、人類遺伝学、精神病学、人口学等の観点から優生学および優生政策の研究にあたった。

三の「民族毒予防」と四の「民族優生的多産奨励」は、優生結婚相談所の開設（四〇年）、優生結婚資金貸付制度（四一年）、優生結婚指導ガイドライン「結婚ニ於ケル健康問題ノ指導指針」策定（四一年）などの優生結婚政策、さらに四二年一一月の人口局母子課設置以降本格化した、人口増加策のもとでの母子保健政策にとりこまれた。遺伝性疾患や梅毒などの患者の結婚を規制する優生結婚法の制定も検討されたが、時期尚早という声が識者の間でも強く、法案提出には至らなかった。

五の「遺伝健康方策」の一部は、優生結婚政策のほか日本初の断種法である国民優生法として実現した。国民優生法は中絶規制法としても機能したため、「民族優生的多産奨励」の役割も間接的に担うこととなった。

なお、優生課は厚生省の機構改革により四一年八月に廃止され、その後終戦に至るまで、優生政策の主な担当部局は予防局予防課および人口局総務課、人口局母子課、健民局母子課、健民局体力課と移り変わっていった。

厚生省の「民族優生方策」のモデルはナチス・ドイツの優生政策であった。ただし、立案した官僚たちが期待したほどには、「民族優生方策」は機能しなかった。理由はいくつか考えられるが、天皇を頂点とする家族国家主義や家制度を機軸とする当時の国体主義が、「人類遺伝学」や「民族生物学」に基づく人口管理を目指す官僚たちの方針となじまなかったこと、後述するように国民優生法の強制断種規定が凍結されたこと、断種対象者の筆頭とみなされていた精神病患者の病院収容率が当時は著しく低かったこと、さらに優生政策の実施後まもなく戦況が悪化したことなどが挙げられよう。

しかし、戦時中の厚生省における優生政策策定の経験、政策立案および実施過程における有識者や医師の動員は、戦後の優生保護法制定の基盤となった。なかでも一九四〇年に制定された国民優生法は、優生保護法の原型として決定的な役割を果たした。

国民優生法

断種法制定の是非については、一九一〇年代から専門家の間で議論されていた。一九三〇年には内務省保健衛生調査会に民族衛生特別委員会が設置されてこの問題が審議されたが、意見がまとまらないまま三四年には審議が打ち切られた。しかし、三四年から三八年にかけて「民族優生保護法案」という名前の断種法案が、議員提案として五回にわたり帝国議会に提出され、成立はしなかったものの国民優生法への道をつけた。

特に三七年以降三度にわたり提出された民族優生保護法案は、国民優生法案のたたき台となった点で重要である。これは、三六年に日本民族衛生協会が公表した「断種法案」を修正し、同協会と関係の深い医系議員八木逸郎が中心となって提出したものであった。医学者、生物学者、法律家などからなる日本民族衛生協会では、専門家によるプロジェクト・チームを作り、諸外国の断種法をモデルに「断種法案」を作ったが、この法案はナチス・ドイツの「遺伝病子孫予防法」（一九三三年制定）の影響を強く受けていた。厚生省設置後、日本民族衛生協会の中核メンバーは優生政策策定に動員され、政府の断種法案立案に携わることになる。こうして四〇年には政府提案として国民優生法案が帝国議会に提出され、一部修正の上成立した。

国民優生法の目的は、「悪質ナル遺伝性疾患ノ素質ヲ有スル者ノ増加ヲ防遏《ぼうあつ》スルト共ニ健全ナル素質ヲ有スル者ノ増加ヲ図リ以テ国民素質ノ向上ヲ期スルコト」(第一条)とされていた。この法律で政府は、「悪質な遺伝性疾患の素質を持つ者」に対して不妊手術を促す一方で、「健全な素質を持つ者」に対しては不妊手術や妊娠中絶を厳しく制限することによって、「健全者」の増加を図ったのである。

ここで「悪質な遺伝性疾患」とされたのは、「遺伝性精神病」、「遺伝性精神薄弱」、「遺伝性病的性格」、「遺伝性身体疾患」、「遺伝性奇形」などで、社会生活への著しい不適応や社会秩序の紊乱《びんらん》などが特に問題視された。しかし、これらが本当に医学的に「遺伝性」といえるのかという点については、専門家の間でも意見が分かれていた。さらに当時の厚生省では、精神病院の入院患者はもとより、国民学校の成績不良者や盲学校や聾唖学校の生徒、非行少年、売春婦や浮浪者をも断種手術の候補者とみなしており、「遺伝性疾患」という概念の対象は、極端に拡張されていた。

このように、国民優生法は、もともと純然たる優生断種法になるはずであった。しかし、厚生省で断種法の検討が始まった一九三八年は、人口増強策が一挙に推進された時期でもあり、そのため立案過程で「健全なる素質を有する者の増加」の要素が付加されることになったのである。その結果国民優生法では、優生学的理由によらない一般の不妊手術は、すべて他の医師の意見を求めたうえで事前に届け出ることを義務づけられるようになった。

ところで、国民優生法の制定にあたっては、法案提出前から賛否両論が、新聞、雑誌で展開された。特に、断種法に最も関わりの深い精神科医の一部から激しい反対論が出され、世論における こうした意見対立は帝国議会に持ち込まれて紛糾した。「子種を断つ断種は日本の国是である天皇を中心とした家族国家主義や多産奨励に反する」、「科学としては未熟な人類遺伝学を根拠とする断種法制定は、時期尚早である」といった意見が議員たちから相次いで出された。

その結果、衆議院の国民優生法案委員会において、修正案が提出され、優生学的理由による中絶を認める条項の削除や、優生手術の申請にあたって父母の同意を得る必要のある者の年齢を原案の二五歳未満から三〇歳未満に引き上げるなどの修正を加えたうえで、可決された。さらに貴族院委員会では、厚生大臣が「公益上」の必要による強制断種を規定した第六条の施行延期を約束して、会期内成立を果たしたのである。

こうして、国民優生法は優生断種法としてよりも、「産めよ殖やせよ」の政策を支える事実上の「中絶禁止法」としての側面が強調されたかたちで議会を通過した。そして事実、そのように機能したのである。国民優生法のもとで一九四一―四八年に実施された不妊手術総件数は五三八件で、厚生省のもくろみを大幅に下回った。また第六条による強制断種は一件も実施されなかった。一方、中絶については、従来医師の裁量にまかされていた医学的理由による手術までもが、当局によって厳しく監視されることになった。結核など健康上の理由で妊娠の継続や出産が困難な場合でも、医師が中絶を躊躇したために命を落とす女性も出てきた。

一方で、断種法とは無関係に断種手術を強要されてきた人々もいた。ハンセン病の患者たちである。

「癩予防ニ関スル件」という法律(一九〇七年制定)によって、ハンセン病患者の公立癩療養所への収容が開始された。患者への断種手術は、園内結婚をする場合の条件として、男性患者を対象に一九一五年から東京の公立癩療養所(全生病院、現在の多磨全生園)で実施されるようになった。ただし、結婚とは無関係に手術が行われた形跡もあり、また医師ではなく看護長が手術を担当したこともあったという。一九三一年には法改正により「癩予防法」ができて、全ハンセン病患者の隔離が推進されることになり、四〇年には収容数一万人の目標を〝達成〟した。こうしてハンセン病患者の断種手術の増加が予想されたが、懸案の断種法制定が実現すれば、断種対象が規制されて従来のような手術の黙認は難しくなる。そのため厚生省は、ハンセン病患者の断種合法化の方策を模索した。しかし、断種法の建て前は遺伝性疾患患者の発生防止であったため、対応に苦慮し、最終的にはハンセン病患者の断種規定を国民優生法案には盛り込まず、癩予防法の改正によって対応することとした。こうして、厚生省は同改正案を国民優生法案とともに一九四〇年に議会に提出したものの、帝国議会の審議で感染症であるハンセン病を断種対象とすることの矛盾を指摘されるなどして、結局ハンセン病患者の断種を合法化する癩予防法改正案は成立しなかった。しかしその後もハンセン病患者の断種は行われ、厚生省も合法化の必要性を認めつつもそれを黙認したのであった。

敗戦と国民優生法改廃運動

敗戦直後の日本は、領土が縮小し経済も壊滅状態にあった。厳しい食糧難と住宅難に加え、海外からの引き揚げと復員、ベビー・ブームは過剰人口問題を急浮上させた。また敗戦と占領にともなう強姦の問題も深刻で、中絶の規制緩和を求める声が高まっていった。

産児調節運動家はもとより、戦時中、多産奨励政策に動員されていた産婦人科医もまた、中絶を合法化するための具体的提案を行っていった。それというのも、国民優生法は敗戦前から産婦人科医たちには不評で、彼らは自らの主導権のもとに新しい中絶法を作ろうとしていたのである。国民優生法は、もともと優生断種法として構想された法律だったために、法案の立案過程に産婦人科医は参加していなかったし、医学的理由による中絶まで監視されて、産婦人科医としての裁量が著しく制限されていた。そのために、所轄当局と産婦人科医の間に軋轢《あつれき》が生じていたりもしたのである。

ところでこれらの提案をみると、社会的理由(経済的理由)による中絶については異論もあったが、医学的理由、倫理的理由(強姦)とともに、優生学的理由による中絶を認める点ではほぼ一致していた。社会党員の衆議院議員三名(福田昌子、加藤シヅエ、太田典礼)によって一九四七年八月に第二回国会に提出された「優生保護法案」は、その一例である。法案の目的は「母体の生命健康を保護し、且《か》つ、不良な子孫の出生を防ぎ、以《もっ》て文化国家建設に寄与すること」(第一条、傍点は引用者による)とされた。

「不良な子孫」という表現が日本の優生法(案)に登場したのは、このときが初めてである。国民優生法では、優生目的の不妊手術の対象を「悪質ナル遺伝性疾患ノ素質ヲ有スル者」(第一条)としていた。その医学的妥当性が当時すでに疑問視されていたとはいえ、「遺伝性精神病」など「遺伝性疾患」という概念枠内に対象を限定しようとしていたのである。なお、国民優生法案の段階では、優生学的理由で不妊手術が認められた女性が妊娠中のとき、妊娠三ヵ月以内ならば中絶できるという条項があった。しかし、帝国議会の審議の過程で中絶を合法化することへの反対意見が多く出て、結局この条項は削除された。

一方、一九四七年に社会党議員が提出した優生保護法案では「不良な子孫」の名のもとに、その対象が拡張された。「悪質な遺伝性素質」(「遺伝性の精神病」等)や「遺伝性は明《あきら》かでなくとも、悪質な病的性格、酒精中毒、根治し難い梅毒」などを有する者、さらにハンセン病療養所の入所者や、「病弱者、多産者、又は貧困者」で出生児が「病弱化し、あるいは不良な環境のために劣悪化するおそれ」がある場合もまた、「不良な子孫」をもたらす原因とされ、中絶や不妊手術の対象とみなされたのである。

なお、この法案は審議未了に終わり、翌年四八年の第二回国会には、別の「優生保護法案」が社会党を含む超党派の議員によって提出されて成立した。

強化された「優生」の規定

ここで注目しなければならないのは、優生保護法では国民優生法よりも、「優生」に関する規定が強化されたことである。

敗戦後間もない一九四六年一月、当時の厚生大臣芦田均は年頭にあたって「新時代の厚生行政」の課題を列挙し、その筆頭に「民族復興」を掲げた。芦田はこれが「医学の領域に於けるユーゼニックスの実施に多大の関連を持つてゐる」として、次のように述べている。

法律として既に優生法が設けられてゐるが、それは封建的勢力華かなりし頃に設けられたものであり、従つて封建的色彩の濃厚なものである。斯様《かよう》な生ぬるいものを以《もっ》てしては、到底わが国民の優化、民族形質の向上は期せられない。吾々は更に視野を広くすると共に正しき科学的基盤の上に遠大なプランを樹《た》て、以て民族復興の理想を達成し、文化国家、健康国家を建設しなければならぬ。(『日本医事新報』第一一七五号、一九四六年)

このように芦田は、民族復興、文化国家建設という敗戦後のスローガンと優生学の推進を結びつけていた。そうして国民優生法を封建的色彩の強い生ぬるいものと決めつけ、優生法の強化の必要性を示唆したのである。実際に、四八年に制定された優生保護法では、国民優生法よりも優生対策が強化された。

社会党案の「不良な子孫」という表現をひきついだ優生保護法では、「遺伝性疾患」の他に、国民優生法では除外されていた「癩疾患」（ハンセン病）が中絶および不妊手術の対象となった。五一年改正では、「精神病」と「精神薄弱」が中絶の対象に加えられた。五二年の改正では「配偶者が精神病若《も》しくは精神薄弱を有しているもの」、また「遺伝性のもの以外の精神病または精神薄弱に罹《かか》っている者」が不妊手術の対象として新たにつけ加えられた。

このように優生保護法では、優生目的の不妊手術の対象が拡張された。また、国民優生法で削除された優生目的の中絶がより範囲を広げたかたちで復活した。さらに国民優生法では、強制断種の規定は結局施行されずに終わったが、優生保護法では発動された。

優生保護法で「優生」の規定が国民優生法よりも強化された背景には、「逆淘汰」への危機感があった。国民優生法改廃運動が起こった終戦直後から、優生保護法が成立した一九四八年までの時期は、産児調節推進論が勢いづく一方で、産児調節の普及を警戒する論調もまた相当根強かったのである。

GHQ（連合国軍総司令部）は、占領政策遂行の基盤となる衛生行政を効率的に実施するために、厚生省を活用することを決め、戦中の厚生省の組織と人材を基本的に温存した。その結果、戦時中に「人口政策確立要綱」の推進役として人的資源の確保強化に邁進してきた厚生省が、戦後も引き続き人口政策を担当することになった。

厚生省は一九四六年一月に学識経験者を集めて「人口問題懇談会」を開催した。ここでは産児調節の採用問題とともに、「人口資質向上は不変の人口政策であり、戦後には国民資質の低下が起るのが通例であり、かつ人口の量的増加が歓迎せられないから、人口の先天的並に後天的資質の向上に関する具体的方策を検討すること」が課題の一つに挙げられた。また、同懇談会の意見に従って四六年四月に再建された財団法人人口問題研究会の「新人口政策基本方針に関する建議」(一九四六年一一月)では、産児調節が公認された。しかし同時に、産児調節の普及が「逆淘汰」を促進し、人口資質の低下を招くと考えられていた。

戦時中は、人口増加と「逆淘汰」防止のために、政府は避妊の普及や中絶を厳しく取り締まっていた。しかし、敗戦後はGHQの民主化政策のもとで、政府側も産児調節を個人の自由として容認することになった。「逆淘汰」をもたらす恐れがある産児調節の普及を許すからには、優生政策を強化するしかない、というのが多くの人口政策関係者の考えであった。

さらに当時の日本は、「健全」な子孫をもたらすはずだった多くの若者たちを戦争で失う一方、社会は疲弊と混乱をきわめ、「不良な子孫」を生み出す危険に満ちているようにみえた。こうした敗戦後に特有の「人口資質低下問題」もまた、優生政策強化論の根拠のひとつとなった。

なかでも、一九四八年の優生保護法提案の中心となった産婦人科医で参議院議員の谷口弥三郎は、戦時中に厚生省の優生的多産奨励政策に積極的に関わってきた人物であり、敗戦後の「逆淘汰」の進行を強く危惧していた。そのため、一九四八年の制定当初の優生保護法では、「逆淘汰」への懸念から、中絶の適否が厳しく吟味されることになった。医学的・優生学的理由の一部については、必要な同意を得て医師（優生保護法指定医）が自分の判断で中絶できたが、それ以外のケースでは、強姦による妊娠の場合も含め、すべて各地保健所内の「地区優生保護委員会」の審査を必要とした。しかし、四九年の改正では「経済的理由」が認められるようになった。産児調節推進政策が本格的になり、またヤミ堕胎があとを絶たなかったのである。さらに、五二年改正では中絶の審査制度が廃止され、すべての中絶を医師の判断と本人と配偶者（あるいは保護義務者）の同意によって実施できるようになった。その結果、公式に届けられた中絶の件数は激増し、五三―六一年には一〇〇万件を突破した。こうして、刑法の堕胎罪は事実上空文化したといわれるまでになる。

しかし同時に、優生学的理由による中絶や不妊手術の対象が拡張されるなど、「優生」の規定の強化も行われていった。

一九五二年の優生保護法改正案の趣旨説明において、提案者の谷口弥三郎は、産児調節の「普及成功の率が知能的にすぐれた階層に多くなり、知能的に逆淘汰の起るおそれがありますす上に、従来のままでは優生手術の施行数がきわめて少」ないことを理由に、「精神病」、「精神薄弱」を対象とした不妊手術の規定の拡張を求めた。こうして一九五二年の改正では、第三条の改正によって「配偶者が精神病若《も》しくは精神薄弱を有しているもの」が不妊手術の対象に加わった。また「精神病者等に対する優生手術」に関する条項（第一二・一三条）が新たに設けられ、「遺伝性のもの以外の精神病又は精神薄弱に罹《かか》つている者」に対しても、保護義務者の同意のもとに優生保護審査会の審査で認められれば、不妊手術が行われるようになった。

なお、この改正は、精神衛生法の成立(一九五〇年)を受けていた。精神衛生法はいわゆる「座敷牢」と呼ばれた私宅監置を廃止し、精神医療の普及促進をめざすものであったが、措置入院制度が公安維持を主目的にするなど社会防衛的性格が強かった。さらに、一九五三年にはハンセン病患者および支援者たちの強い反対を押し切って、隔離政策の続行を決めたらい予防法が制定されている。いずれも議員立法で、谷口弥三郎は他の医系議員とともに法案提出者として名を連ねていた。優生保護法はこの二つの法律と連携しつつ運用されることになったのである。

3――福祉と「優生」

経済成長と人口資質向上対策

さて、終戦直後には経済と産業が壊滅的状態だった日本も、一九五〇年代半ばから高度経済成長時代に突入し、一九六四年には「先進国クラブ」と呼ばれるOECD(経済協力開発機構)加盟を果たすに至った。一方、優生保護法の運用や産児制限運動の推進により、合計特殊出生率は四七年の四・五四から六一年には一・九六にまで急降下したが、その後六六年(丙午《ひのえうま》)以外は高度経済成長期を通して二・〇をやや上回る水準で安定した。敗戦直後に急務とされた過剰人口問題は解消され、六〇年代以降は、近い将来の高齢化社会到来をにらみつつ経済成長を維持することが人口政策の課題となった。

これにともない、戦後の「人口資質問題」も新たな段階を迎えた。人口資質向上の目的が経済成長に絞り込まれたのである。一九六〇年一二月に国民所得倍増計画を決定した池田内閣は、経済成長の推進力として人的能力の開発と人口資質向上を重視し、六二年五月には「人づくり」政策を発表した。「国民の遺伝素質の向上」を唱えた厚生省人口問題審議会「人口資質向上対策に関する決議」（六二年七月）はこの流れで出てきたものである。

「人口資質向上対策に関する決議」では、経済成長政策の前提として技術革新に即応できる心身ともに「優秀な人間」が必要であり、「人口構成において、欠陥者の比率を減らし、優秀者の比率を増すように配慮することは、国民の総合的能力向上のための基本的要請である」とした。「対策」として「幼少人口の健全育成」など八項目が列挙されているが、その一つに「国民の遺伝素質の向上」も含まれていた。それによると「長期計画として劣悪素質が子孫に伝わるのを排除し、優秀素質が民族中に繁栄する方途を講じなければならない」として、遺伝相談の全国的整備や「優秀素質者」の育英制度の活用を求めた。これはまさに優生政策の提案といえる。

戦前から知識人や厚生省によって唱道されてきた優生学が、敗戦を契機に否定されるどころか「民族復興」の手段として再認識され、優生保護法制定につながったことはすでに述べた。一九六二年の「人口資質向上対策に関する決議」は、高度経済成長期においてもなお、優生政策の必要性が公然と語られていたことを示している。ただし、優生政策の主たる目標は「民族復興」から「経済成長」にシフトし、終戦直後にみられた露骨な「逆淘汰説」は後景に退いていった。

「社会開発」というキーワード

ところで当時、政府側は経済開発のための人口資質向上と福祉の拡充とを一体的にとらえていた。両者を結びつけていたのは「社会開発」という概念である。

「社会開発」は「経済開発」と対をなす開発理論の概念で、「国連開発の十年」(一九六一年)の決議に盛り込まれたことでも知られている。社会開発は経済開発がもたらす国民生活に対する弊害の緩和や、経済開発の前提となる国民生活の基盤の形成(福祉、教育、保健、交通などの整備)を担うものとされていた。前者は主に先進国、後者は途上国の問題であったが、当時「中進国」であった日本は、急速な経済開発による公害などの「弊害」への対応だけではなく、先進国水準に届かない保健・福祉のレベル・アップを同時に進める必要があるとみなされた。前述の「人口資質向上対策に関する決議」は、「社会開発」が公式に使われた最初の例である。ここでは人口資質向上対策が社会開発の一環として位置づけられ、「保健福祉を保障されない労働人口は、経済開発の責務を十分に果たし得ない」として「保健福祉計画法ともいうべき法律の制度を考慮すべき」だと提言されていた。

一九六四年一一月に成立した佐藤内閣は、従来の経済開発優先政策のひずみ是正を名目に「社会開発」をスローガンに掲げた。こうして「社会開発」は、政府関係者が社会福祉や保健政策を語る際のキーワードとなった。

「コロニー構想」が登場したのはこの時期である。一九六五年七月に、佐藤首相の私的諮問機関である社会開発懇談会は、重度障害者の「大量収容施設」を各地に建設するコロニー構想を唱えた。これを受けて、厚生省に設置された「コロニー懇談会」は全国コロニー網を一九七四年に完成する方針を決定した。六七年以降自治体や民間によって地方コロニーが、また群馬県高崎市に国立コロニーが建設されたが、これらは最大では定員が一二〇〇名にのぼる大規模な施設であった。七〇年九月発表の「厚生行政の長期構想」では、「福祉サービスの充実」とともに「社会福祉施設の整備」が挙げられ、重度障害者をはじめとする施設入所希望者全員の施設収容を計画していた。これにもとづき七一年には「社会福祉施設緊急整備五か年計画」が実施され、実際の目標達成率はきわめて低かったものの、重度心身障害児施設や知的障害児の通園施設などの建設が進められた。

コロニー構想が生まれた背景には、障害児の親たちによる施設拡充を求める運動があった。一九六〇年代に入ると障害児の親の会の活動が活発化し、全国組織も相次いで結成されて、障害児対策の推進を行政に働きかけた。特に、人気作家水上勉が『中央公論』誌上に発表した「拝啓　池田総理大臣殿」(六三年六月号)は、重度障害児の父親の立場から政府の無策を告発して反響を呼び、その後マスコミは、重度心身障害児の問題を積極的に取り上げるようになった。親による障害児の殺害事件が起こるたびに、施設不足という福祉の貧困がもたらした悲劇として報じられ、世間の同情を集めた。当時は保守・革新を問わず、「立派な施設」を多く建設することが、重度障害児に対する最善の福祉とみなされていた。

福祉コスト削減のための発生予防

一九六〇年代後半から七〇年代前半は、高度経済成長にともなう急激な開発で生活環境を破壊された人々が決起し、日本各地で公害反対運動が高揚した時期であった。公害反対運動と連動して、社会福祉拡充を求める運動も活発化した。「社会開発の推進」は、国民の権利意識の覚醒への対応と経済開発の両立を迫られた政府側の回答であり、福祉国家の建設が、国の重要な政策課題となった。

障害者福祉については、「心身障害者対策の総合的推進」(第一条)をうたった心身障害者対策基本法(一九七〇年五月公布)をもとに、施策が具体化された。この法律では、国及び地方公共団体は、自立が困難な重度心身障害者の終生にわたる保護に努めなければならない、とされていた(第一一条)。これをふまえて七二年に身体障害者福祉法が改正され、従来型の社会復帰を前提とする更正・訓練施設ではない、常時介護を必要とする障害者が生活するための施設にはじめて法的根拠が与えられ(第三〇条)、コロニー構想と連動することとなった。一方、六八年には、先天性代謝異常疾患、血友病、小児がんなど、特定の難治性の小児慢性疾患に対して医療費の公費負担制度が導入され、七四年度以降これらは、小児慢性特定疾患治療研究事業として統合された。

こうした障害者対策拡充の流れに呼応するように浮上してきたのが、「障害児は財政を圧迫するから、福祉コスト削減のために障害児の発生を防止すべきだ」という声である。母子保健関係の学識経験者からなる母子保健対策懇話会が発表した「母子保健綜合対策の確立に関する意見書」（一九六八年）によると、心身障害児対策には施設を含む「養護対策」と「心身障害児の発生防止」があるが、前者は「莫大な経費」を必要とするので後者こそ抜本的対策として重視されなければならない。障害児の発生防止は、「不幸な児をもつ家庭の悲劇と、経済的負担の解消」に役立つだけでなく「年々支出されている巨額な国費、地方公共団体の財政負担は大いに軽減するのみならず、生産人口もより多く確保されるなど、そのもたらす成果は非常に大なるものがある」としている。

また、日本学術会議の生物科学研究連絡委員会・遺伝学分科会が人類遺伝学会と合同で作成した「人類遺伝学将来計画」（一九七四年九月）では、「国民の福祉に貢献するための具体的な対策」（同「緒言」）のひとつとして新生児スクリーニングを挙げ、フェニルケトン尿症等の先天性代謝疾患をもつ新生児スクリーニングによる早期発見と治療に要するコストと、それが行われず知的障害をきたして施設に収容された場合のコストについて、数字を挙げて比較している。この計画書のなかでは、スクリーニング開始の四年後には早期発見と治療のための支出の累積が施設収容経費の累積を下回るとされ、発生予防の経済的利点が強調されていた。なお、厚生省は七七年に、心身障害発生予防対策として、五種類の先天性代謝疾患の全国的な新生児スクリーニングに着手している。

財政負担軽減と障害児の発生予防を結びつける主張は戦前から存在したが、「福祉国家」の実現が具体的にイメージされるようになった一九六〇年代後半以降、福祉コストの問題は、格段に現実味を帯びてきた。ドイツ(第二章参照)では一九三〇年代にすでに出現していた福祉国家の障害者対策をめぐる財源配分の問題が、日本ではこの時期に実感されるに至ったといえよう。

厚生省の発生予防研究プロジェクト

ところで障害児の「発生予防」には、催奇性物質の除去や治療・療育など環境改善によって障害の発生を防止する「一次予防」と、中絶等によって障害児の出生そのものを妨げる「二次予防」とがある。一次予防による改善が見込めない先天異常が胎児に認められた場合には、二次予防の対象となりうる。

七〇—八〇年代の障害者対策の柱となった心身障害者対策基本法では、「発生予防」が重視された。法律の目的の一つとして「心身障害の発生の予防に関する施策及び医療」(第一条)が挙げられ、国及び地方公共団体は、心身障害の発生予防に関する調査研究を促進するとともに、発生予防のために必要な知識の普及、母子保健対策の強化、心身障害の原因の早期発見および早期治療に必要な施策を講じなければならないとされた。

この規定を根拠として、厚生省は七一年度に心身障害研究事業を発足させている。三つの大型プロジェクトのうち、「心身障害の発生予防、早期発見、及び治療に関する総合的研究」では、先天異常モニタリング・システム、先天異常疾患のマス・スクリーニング、羊水検査や胎児採血などの出生前診断技術、遺伝性疾患の集団遺伝学的研究、染色体異常の疫学的分析、遺伝カウンセリングなどの発生予防システム等が研究対象とされた。この研究事業発足当初は産婦人科医や小児科医が中心であったが、七三年度からは集団遺伝学や人類遺伝学の研究者も参入し、七四年度からは人類遺伝学関係の経費も増額された。現在の出生前診断技術や遺伝カウンセリングの基礎が、このプロジェクトで築かれたのである。なお、心身障害研究全体の初年度研究補助金は一億円であったが、その後年々増額され、七四年度には四億五〇〇〇万円になっている。

この当時、先天異常研究は世界的に注目を集めていた。一九六〇年代初頭、日本でも被害者が出たサリドマイド胎芽病の同時多発に、各国は大きな衝撃を受けた。また、放射線や化学合成物質による環境汚染が突然変異を引き起こす可能性も、しばしば指摘されていた。七四年にはＷＨＯ(世界保健機構)がなかだちとなって、ヘルシンキで先天異常モニタリングのための国際会議が開かれ、国際的な情報交換システムの構築が検討されて、後の国際先天異常監視機構（Ｉ

ＣＢＤＭＳ）の設立につながった（正式発足は八二年）。日本でも七二年から日本母性保護医協会（現在の日本母性保護産婦人科医会、通称・日母）が、分娩施設における出生児の「外表奇形調査」に着手した。また、七一年に鳥取県、七六年に東京都の産科施設が先天異常に関する情報交換を開始し、ＩＣＢＤＭＳにも加入している。

一方、一九五〇年代後半における人類の細胞遺伝学の急速な発展により、羊水穿刺《せんし》による染色体異常の検査技術が開発され、一九六八年には日本でも初めて羊水検査が行われた。ＷＨＯは予防医学の観点から先天異常研究に注目し、「人類遺伝学と公衆衛生」（六四年）、「先天性代謝異常のスクリーニング」（六八年）、「遺伝相談」（六九年）、「先天奇形における遺伝的要因」（七〇年）といったテーマで、六〇年代以降毎年のように専門家会議を開き、報告書を作成していた。

厚生省の心身障害研究プロジェクトの発足は、一連の国際的な発生予防研究推進の動きを背景としていた。こうして七〇年代には「発生予防」、特に出生前診断と選択的中絶による障害児の出生防止が、優生上の新たな課題として注目されるようになった。

4――一九七〇年代の「優生」

『厚生白書』と『人口白書』における「優生」

「こどもと社会」をテーマに掲げた一九七一年度の『厚生白書』には、「遺伝による先天異常を防ごう」という一節がある。そこでは、「先天異常の子や親の不幸は測ることができぬほど大きいものであり、先天異常についてはその発生を未然に防止することに全力をあげる必要がある」として、厚生省の心身障害研究班の発足を伝えている。また、先天異常の一〇―三〇パーセントは遺伝が関係しているので、「結婚あるいは出生に際し、このことを無視するわけにはいかない」、「学校教育や社会教育においても、また婚前学級においてもあらゆる努力を通じて遺伝をはじめ、生理、解剖、優性〔ママ〕結婚、家族計画の意義などについてじゅうぶん指導を行う必要がある」としていた。つまり、遺伝性疾患を出現させないための結婚(優生結婚)および出産を、教育的指導によって誘導すべきだというのである。

一九七四年六月発行の厚生省人口問題審議会編『日本人口の動向――静止人口をめざして』(『人口白書』)の「第八章　人口資質の諸問題」には、「優生と優境の諸問題」という小見出しに続いて次のような文章がある。

> 優生の概念は、紀元前四世紀、プラトーによってすでにいだかれた概念であったが、これを軌道に乗せたのはゴルトンで、一八八三年命名されたものである。しかし、当時は遺伝のメカニズムが今日ほどはっきりしなかったため、発達が遅れたが、一九五六年に染色体の数が確定されてから、急速に人類遺伝の分野は開発されてきた。

ここでは、最新の人類遺伝学が優生学の発展形であり、その正統な継承者であるという認識が示されている。この時期の人口問題審議会は、医学的な人口資質向上対策を「優生」と呼ぶことにためらいがない。

たとえば、七一年一〇月に出された厚生省人口問題審議会最終答申(「最近における人口動向と留意すべき問題点について」)では、第二章の表題が「優生対策と保健教育」となっていた。そのうち「遺伝病等の予防」という節では、次のように説明されている。

わが国は欧米諸国にくらべて、いとこ婚をはじめとする近親婚の率が高く、そのために流死産や劣性遺伝子による疾患の危険が大きい、また、その他の遺伝性の疾患や好ましからざる形質も、環境における電離放射線や突然変異誘起物質の増加、治療技術の進歩によっては、むしろ増加するおそれが少なくない。人類集団の中のこれら好ましからざる遺伝的荷重を減少させるような方策を講ずることはきわめて重要である。したがって、人類の発展に災いするがごとき悪質遺伝病を事前に防止するために優生保護法の活用による遺伝相談の普及、これにあたるカウンセラーおよびその教育担当者の養成、人類遺伝学の教育研究施設の拡充、保因者発見法と出生前診断法の開発はとくに緊急を要する方策である。

〔傍点は引用者による〕

「いとこ婚」は、劣性遺伝子のうち、病気を引き起こす遺伝子がかちあう可能性が他人同士よりもわずかに高いため、遺伝性の疾患が発現しやすいとして、戦前からしばしば問題にされてきた。ここでもそれと同様の認識が示されている。また、「悪質遺伝病」を「人類の発展に災いする」ものとみなし、その防止策として遺伝相談の普及や出生前診断の開発等が急務であるとした。これらの「防止策」が答申では「優生対策」と呼ばれていたのである。ちなみに引用文中の「劣性遺伝子」は「劣った遺伝子」という意味ではない。遺伝学用語の「優性」(dominant,「顕性」ともいう)、「劣性」(recessive,「潜性」ともいう)は、単にその遺伝子の性質の現れやすさに関連するもので、優劣の価値とは無関係である。「優生」(eugenic) と「優性」は混同されがちであるが、この二つはまったく別の概念である。

また、引用文中の「遺伝的荷重」(genetic load) という表現は、集団遺伝学の専門用語で、遺伝子型のレベルで働く自然淘汰の強度を表すが、右の答申では、「有害遺伝子」が病気や死をもたらし人間の重荷 (load) になるという意味で使われている。「遺伝的荷重」は、人類に有害な「突然変異の重荷」(“Our load of mutation,” 1950) という遺伝学者マラーの説から発展した経緯があり、答申にみられるような用法も珍しくなかった。こうした表現には、当時の人類遺伝学者による社会的発言の影響が強くみられる。

「人類遺伝学将来計画」

一九七四年九月に日本学術会議に提出された「人類遺伝学将来計画」には、七〇年代前半における日本の人類遺伝学の立場がよく表れている。この報告書は、日本学術会議の生物科学研究連絡委員会・遺伝学分科会が日本人類遺伝学会と協力して作成したもので、人類遺伝学の研究教育と国民福祉への貢献についてのヴィジョンが詳細に展開されている。ここでは、「遺伝衛生」の対策として、遺伝性疾患の集団調査、新生児スクリーニング、保因者診断、出生前診断、遺伝相談の充実が挙げられているが、注目したいのはその前提となっている以下のような認識である。

〔前略〕さらに深刻な問題は、個々の症例に対する医療水準が向上した結果、かつては自然淘汰によって集団から除かれていた有害遺伝子が子孫に伝えられ、遺伝子プールにおけるその頻度が上昇する機会が多くなったことである。

かつての「人種の変質」が「遺伝子プールにおける有害遺伝子の頻度上昇」に替わっただけで、医療水準の向上が自然淘汰をさまたげて集団の遺伝的資質を低下させるという発想そのものは、一九世紀末以来の優生学の典型といえる。

ただし「人類遺伝学将来計画」は、古典的優生学の特徴のひとつであった遺伝決定論的人種概念を否定し、「遺伝学的には、すべての人種の差は同じ人種内の変異と本質的に等しいという事実の認識によって、かつての人種差別思想はその理論的根拠を失った」として、過去の優生学との違いを強調している。これはナチス人種論や古典的優生学に批判的な人類学者や遺伝学者らによって作成された、一九五〇年、五一年の「人種に関するユネスコ声明」と立場を同じくするものである。

また、「人類遺伝学将来計画」では人口問題審議会の文書と違い、「優生」という表現が慎重に回避されていた。これには次のような理由によるものと考えられる。

「最近みられる世界的な傾向の一つとして、人類遺伝学は人間を差別するものであるという思想の流行がある」、「この思想の流行の一つの根源は、かつてのナチスによる人類遺伝学の悪用にあるとされているが、ナチス自身が平等と同一を混同したところに悲劇の萌芽があったといえよう」と「人類遺伝学将来計画」は苦言を呈している。六〇年代末からアメリカやイギリスを中心に、当時相次いで発表されていたIQや性差、攻撃性に関する遺伝決定論に対する激しい批判運動が展開されていた。遺伝決定論は疑似科学としての過去の優生学ないしはナチスの非人道的行為の延長線上に位置づけられ、人類の遺伝学的理解全般に対する警戒感が高まるなかで、批判の矛先は遺伝医療や人類遺伝学にも及んだ（第一章参照）。その頃からアメリカやイギリスの科学者や医者たちは、一般に流布した否定的な eugenics とは違うものとして自分たちの仕事を語るべく、六〇年代までは気楽に使っていた eugenics という表現を控えるようになっていった。「人類遺伝学将来計画」の作成に関わった人類遺伝学者たちは、こうした海外の動向を敏感に察知して「優生」という表現を避けたものと思われる。

ただし彼らは「優生」という概念自体を否定していたわけではない。例えば人類遺伝学を衛生行政に反映するための方策として「優生・公害・人口に関する問題に対処する態勢」を挙げ、「優生問題はもとより」、公害・人口問題に遺伝学を反映すべく国および地方自治体の関係諮問委員会への人類遺伝学者の参加を提唱している。また、前述の人口問題審議会最終答申(一九七一年)で言及された「優生対策」に特にふれ、「人口資質の向上のための方策が提言されたことの意義はきわめて大きい」と評価している。優生保護法については「遺伝性疾患の予防に関するわが国唯一の法律」と形容されていた。

このように七〇年代前半においては、『厚生白書』『人口白書』、学術会議の報告書などにおいて、「優生」という概念は肯定的に解釈されただけでなく、推進すべき課題として認識されていた。ここでは「優生結婚」はもとより、遺伝相談、発生予防などが「優生対策」の一環として位置づけられていた。また、「人口資質」や「遺伝子プールの有害遺伝子の頻度」という集団レベルの利害にもとづき、望ましい生殖を誘導することは当然視されていた。日本において羊水検査などの出生前診断が普及しはじめたのは、このような状況のなかでのことだったのである。

タブーではなかった「優生」

『人口白書』などでも「優生」が公然と語られていた当時にあって、教育や啓蒙の場面でも「優生」は推奨されるべき存在であった。

一九七三年発行の『母親学級指導者必携——母性編(改訂版)』(厚生省児童家庭局母子衛生課監修)の「優生結婚」の項目では、遺伝相談において相談者に「深刻な不安をあたえないこと」などの配慮が強調されているが、「遺伝的な欠陥をもった子どもが生まれないことを目的とする」と明記されていた。

当時の婦人雑誌やその関連書でも、優生結婚の意義が次のように説かれている。

一人の異常児はその子や家族の不幸だけでなく、社会全体の負担になることも考えれば、私たちは良識をもって、少しでもこの不幸を少なくする義務があります。(「結婚生活と遺伝」『婦人生活』一九七二年二月号付録「婚約から更年期まで　女性の医学」)

古来わが国では、家の血統を重んじ、結婚の場合には、まず、その家の血統を吟味し、悪い素質や遺伝的疾患を避けて、家の血統の純正と補強をはかってきたのでした。

このようにして、遺伝学の発達しない時代にも、昔の人は習慣的に優生結婚をしていたのです。

結婚にあたっては、お互いの十分な理解、信頼のほかに、よい子を生み育て幸福な家庭を築いてゆくためにも、遺伝関係を重んじ、よい素質の者同士の結婚によって素質をよりいっそう向上させねばなりません。(「優秀な家系」の例として箕作《みつくり》家の家系図を掲げている。『新編結婚と出産』主婦の友社、一九六九年)

いずれも当時の日本の代表的な人類遺伝学者、産婦人科医によるものである。

また、全国母子健康センター連合会等の主要な母子保健団体の集合体である母子保健推進会議が発行していた『母子保健』(一九七二年五月)には、当時の田中内閣の「日本列島改造論」にちなんで「日本民族改造論」と銘打った座談会が掲載されている。出席者は産婦人科医(日母会長)、人類遺伝学者、精神科医らで、「悪質な遺伝子の排除と良質の遺伝子を増やすことで日本民族の質を改善する」という観点から、優生結婚指導や母子保健のありかたが論じられていた。

この種の記述や発言が責任ある立場の専門家たちによって公然と行われることは、今日では、まずない。しかし当時、教育の場面では、こうした考え方こそが、むしろ標準的であった。

文部省の高等学校学習指導要領では、保健体育で、「母子衛生・家族計画・国民優生」(一九六〇年)あるいは「結婚と優生」(七〇年)について指導することになっていた。これを受けて、高校の保健体育の教科書では、例えば次のような記述がなされていた。

国民の遺伝的素質を改善し向上させること、すなわち、次の世代の国民に、肉体的にも精神的にもよりすぐれた民族的素質を伝えてゆくことが国民優生である。わが国では一九四八年に優生保護法が制定され、とくに悪質な遺伝性疾患が伝えられることを防止するため、精神分裂病・そううつ病・全色盲・血友病・遺伝性奇形などの遺伝病を有する場合や、出産により母体に危険がある場合には優生手術や人工妊娠中絶が実施できることになった。〔中略〕国民の素質を向上させるという優生結婚の立場から、結婚をするにあたって、みずからの家系の遺伝病患者の有無を確かめるとともに、相手の家系についてもよく確認することが重要である。家系の調査範囲は、両親・兄弟姉妹はもとより、祖父母やいとこまでおよぶことが望ましい。(『保健体育　改訂版』一橋出版、一九七一年)

優生上問題になる疾病や異常の遺伝を防ぐために、優生保護や優生結婚が必要となってくる。

相互の家系に遺伝的欠陥や疾病がある場合には、なるべく結婚を避け、不健全な子孫が生まれたり、その家系だけでなく社会的にも不幸をまねくような疾病のある人は、子孫を残さないようにしなければならない。

国でも優生の問題を重視し、その対策として一九四八年に優生保護法を制定し、優生上問題になる疾病のある場合には妊娠中絶や優生手術を認めている。このようにして、母体の生命・健康を保護するとともに、国民全体の遺伝素質を改善し、向上させるために、国

民優生に力をそそいでいる。（『標準高等保健体育』講談社、一九七五年）

六〇年代末から七〇年代にかけて、アメリカの性革命の波が日本にも及び、「フリー・セックス」という言葉も流行して、生殖から解放されたセックスを肯定する気運が広まっていた。主婦向けの雑誌でも、夫婦の性生活を充実させるための手練手管がしばしば特集された。未婚の男女だけでなく、結婚生活を営む夫婦の間でも、セックスの主たる目的が生殖以上に快楽(または愛情の確認)にあるというメッセージがメディアにあふれはじめていたが、性と生殖の個人主義化に対抗するかのように、母子保健教育では、優生結婚の必要が説かれ続けたのである。

「不幸な子ども」

ところで前述の「人類遺伝学将来計画」では、「『不幸な子どもを生まないための運動』が一部の地方自治体でおこってきたことは、喜ばしい傾向である」として、特に兵庫県と神奈川県の発生予防対策に言及している。この二県だけでなく、一九七〇年当時、「不幸な子どもを生まない道民運動」(北海道)、「健康な子を生む運動」(青森県)、「陽のあたる子育成」(福島県)、「健康な赤ちゃんづくり」(福井県)などのキャッチフレーズのもと、四二の道府県市で発生予防に重点を置いた母子保健対策が実施されていた(須川豊「すこやかに生みそだてるために」一九七〇年母子保健家族計画全国大会特別講演資料)。「不幸な子どもを生まない」「不幸な子どもの生まれない」という表現は、北海道、静岡県など一〇の道府県市のスローガンに使われていた。一九六五年に母子保健法が公布され、都道府県が母子保健事業責任主体となるとともに、市町村は母子保健センター施設の設置が努力義務となっていた。母子保健法は、六〇年代の「人づくり」政策、人口資質向上対策の一環として成立した経緯があり、先天性代謝異常疾患対策や妊産婦指導などの障害児の発生予防対策に力を入れたのも不思議ではなかった。

兵庫県は、他の自治体に先駆けて、一九六六年度から「不幸なこどもの生まれない施策」を推進し、発生予防を重視する母子保健対策のモデルとなった。兵庫県衛生部の「不幸な子どもの生まれない対策室」が著した『幸福への科学』(一九七三年)では、「不幸な子ども」が次のように定義されていた。

一、生まれてくること自体が不幸である子ども。たとえば遺伝性精神病の宿命をになった子ども。

二、生まれてくることを、誰からも希望されない子ども。たとえば妊娠中絶を行なって、いわゆる日の目を見ない子ども。

三、胎芽期、胎児期に母親の病気や、あるいは無知のために起ってくる、各種の障害をもった子ども。たとえば、ウイルス性感染病、トキソプラズマ症・性病・糖尿病・妊娠中毒症・ある種の薬剤・栄養障害・放射線障害など。

四、出生直後に治療を怠ったため生涯不幸な運命を背負って人生を過す子ども。たとえば分娩障害・未熟児・血液型不適合や、新生児特発性ビリルビン血症に起因する新生児重症黄だんによる脳性マヒなど。

五、乳幼児期に早く治療すれば救いうるものを放置したための不幸な子ども。たとえばフエニルケトン尿症などの先天性代謝障害による精神薄弱児や、先天性脱臼、先天性心臓疾患など。

「不幸な子どもの生まれない施策」は、「こうした不幸を背負った子どもを、一人でも新たにつくらない」ためのものとされた。県立こども病院や施設で病児や障害児の治療、療育を行う一方で、発生予防に重点を置き、一九七二年には羊水検査の費用を県費で負担する制度を全国に先駆けて発足させている。

「不幸な子ども」と定義された障害児・病児は、新たに出現してはならない存在である、というのがこの施策の立場である。したがって、出生前診断は胎児の障害を積極的に発見するための手段として活用されるべきであり、また検査で異常がみとめられた場合は、中絶以外の選択はありえない。障害児を生むことは、大切な子どもを「不幸」に陥れることになるからである。

前出の『幸福への科学』は、選択的中絶が「ナチス・ドイツの優生保護政策に通じる」という意見があることを紹介している。実際に、脳性マヒの障害者の団体「青い芝の会」はこうした批判を行って兵庫県の羊水検査に反対し、一九七四年には検査中止に至っている。

しかし、『幸福への科学』では、選択的中絶は子どもの生きる権利を奪うものではなく、「生まれてくる子どもの苦悩に満ちた生活をやわらげるための中絶」であるとされていた。そうした中絶が許されないならば、「生まれてくる子どもが、負いきれない苦悩を背負い、家族の生活すら崩壊しかねない状況の中で、親が未然にそれを防ぐ場合、法的に助ける手だてがなければ、親は、子どもの生まれるのを待って殺す、という方法にしか頼れないだろう」という。つまり、一方で「障害児も大切な生命」といいながら、他方で障害児は生まれる前に中絶されるか、生まれてから親に殺されるしかない存在とみていたのである。このような発想を「不幸な子ども」への同情という「善意」にすりかえる欺瞞《ぎまん》であるとして指弾したのが、「青い芝の会」の羊水検査反対運動であり、後に述べる胎児条項導入反対運動であった。

優生保護法改正案

一九七二年、政府は第六八国会に優生保護法改正案を提出した。改正のポイントは、第一に中絶の対象から「経済的理由」を削除し「精神的理由」を加えること、第二に胎児の障害を中絶の理由としてみとめる規定、いわゆる胎児条項を新たに設けること、第三に優生保護相談所の業務として、初回分娩の適正年齢の指導項目を導入することであった。

当時最大の争点となったのが、第一の経済的理由の削除である。六〇年代のはじめから新聞、雑誌でたびたび「野放しの中絶」を非難する記事が掲載されるようになっていた。また一九六二年九月には、外務省が厚生省に宛てた通達で、日本では容易に中絶できると北米の有力新聞がとりあげていること、また中絶手術を受けるために来日する外国人もいることを憂慮していることを伝え、厚生省も対策の検討を始めた（『母性保護医報』一四八号、七二年九月二〇日発行）。

中絶を批判する活動を行ってきたカトリック医師会と宗教団体の生長の家は、ついに一九六七年に優生保護法改正期成同盟を結成し、優生保護法改正に向けた運動を本格的に開始した。特に槍玉にあげられたのが、「経済的理由」の拡大解釈であった。「胎児の生命の尊重」を掲げて中絶規制の強化を求めるこの運動は、優生保護法議員懇談会の結成（一九六八年）、自民党（参議院）政策審議会社会部会・優生保護法問題審議会の開催（六九年）につながった。「経済的理由」は敗戦直後の混乱期の緊急避難的措置であったが、豊かになった現在では安易な中絶の口実となり、生命軽視、性道徳の乱れ、若年労働人口の減少、母体の損傷、「堕胎天国」という国際的な汚名の元凶となっている、というのがこの運動の主張であった。彼らはまた、各種調査にもとづき公式統計を大幅に上回る数の中絶が実施されているとして、「堕胎で儲ける産婦人科医」を激しく非難した。

こうした動きに後押しされて、厚生省は一九六九年、日本医師会に優生保護実態調査の実施を委託した。日本医師会は日母と合同で実態調査にあたる一方、優生保護対策委員会を設置し、七〇年に「優生保護対策について」という見解をまとめた。「優生保護対策について」は、中絶規制強化の動きに対して強い反発を示している。ただし、「身体的又は経済的理由」の代わりに「経済的及び精神身体医学的理由を反映する表現を検討する必要がある」として、「経済的」という言葉の削除に譲歩する姿勢をみせた。同時に、「先天異常児発生の予防対策」として「胎児側の理由を追加」すること、優生手術の対象となる遺伝性疾患を列挙した「別表」を現代の医学的・遺伝学的見地から再検討すること、初産平均年齢を低下させるための道義規定の導入などを提言していた。

その結果まとめられたのが、一九七二年に政府が提出した改正案であった。「経済的理由」の削除については、七四年の第七二国会まで審議が持ち越され、衆議院で採択されたが、参議院で審議未了となり、結局廃案となった。「経済的理由」の削除が実現しなかった最大の理由は、ウーマンリブ活動家から自民党の女性議員に至るまで、女性の猛反発を買い、また日母や日本医師会、日本家族計画連盟などの関係団体が組織的反対運動を展開するなど、経済条項削除を断固として阻止しようとする動きが強力だったことにある。また、国立遺伝学研究所の人類遺伝学部長と集団遺伝学部長が、人口政策的見地から経済的理由削除に反対する意見書を厚生省に送り、その全文が優生保護法改正をめぐる特集記事で公開されたりもした（「朝日新聞」一九七二年六月四日）。

中絶規制の強化は、先進国を中心とする当時の国際的動向にまったく逆行していた。六〇年代後半から盛り上がった女性解放運動は、産む・産まないの選択の自由を主張して中絶の合法化を求め、その要求はイギリス(一九六七年)、アメリカ(七三年)、西ドイツ(七六年)、フランス(七五年)で相次いで実現していった。一方、『成長の限界』(七二年)が世界的ベストセラーになったことに象徴されるように、当時、人口爆発による資源の枯渇が人類滅亡をもたらすという危機感が広まっていた。七四年の世界人口年には、初の政府間ベースの世界人口会議がブカレストで開催され、日本からも政府代表として厚生大臣が出席しており、この会議で先進諸国は、世界的な人口増加に歯止めをかけるべく、人口増加の量的目標の設定を主張した。この要望は、同会議で採択された世界人口行動計画第九七項に盛り込まれた。こうした一連の国際的動向は、中絶規制の強化に反対する日本の女性、産婦人科医、家族計画運動家などの諸勢力にとっては追い風となった。

「青い芝の会」の胎児条項批判

これに対して、改正案の第二のポイントである胎児条項の導入については、経済的理由の削除ほどは話題にはならなかった。しかし、脳性マヒの障害者の団体である「青い芝の会」のメンバーは、先に述べた羊水検査に対するのと同様、胎児条項の導入にも猛反発して反対運動を展開した。そしてこの問題提起が、その後の「優生」に対する否定的なイメージの形成に決定的な役割を果たしたといえる。

優生保護法第一四条での新設が提案された胎児条項は、「その胎児が重度の精神的又は身体の障害の原因となる疾病又は欠陥を有しているおそれが著しいと認められるもの」という内容であった。六〇年代後半から七〇年代にかけて先進各国で合法化された中絶の条件のなかには、胎児の異常も含まれており、出生前診断にもとづく選択的中絶に対応していた。

一方、優生保護法では、親となる人の身体的状況（「遺伝性」とされた疾患や障害、「癩疾患」「遺伝性のもの以外の精神病又は精神薄弱」）を判断基準として、不妊手術や中絶を認めるというかたちになっており、胎児そのものの身体的状況を理由とする中絶の規定は存在していなかった。したがって、「発生予防」を目的に出生前診断をしても、障害が発見された胎児の中絶を合法化することができないという理由で、産婦人科医や母子保健サイドから胎児条項導入を求める声があがってきていたのである。

しかし、女性の権利の一環として六〇年代後半からようやく中絶を合法化した先進諸国と、四八年から優生保護法のもとで多くの中絶が実施されてきた日本とでは、胎児条項をとりまく状況に大きな違いがあった。他の先進諸国では、行政や専門家による福祉コストの計算や優生学的配慮が背後に控えていたとしても、建て前としては選択的中絶を個人の生殖の権利の尊重とみなすことができた。一方、優生保護法への胎児条項の導入は、すでに述べてきたように、選択的中絶を「優生保護」の手段として位置づけることを意味していた。

事実、一九七二年の第六八回衆議院に優生保護法改正案を政府提案として提出したとき、斎藤厚生大臣は衆議院社会労働委員会で、胎児条項の新設についてその提案理由を「優生上の見地からの人工妊娠中絶に関するもの」と前置きしたうえで、次のように説明している。

現行法では、不良な子孫の出生を防止するという見地から、妊婦またはその配偶者が精神病または遺伝性奇形をもつ場合等には人工妊娠中絶を認めているところでありますが、近年における診断技術の向上等によりまして、胎児が心身に重度の障害をもって出生してくることをあらかじめ出生前に診断することが可能となってまいりました。

このため、胎児がこのような重度の精神または身体の障害となる疾病または欠陥を有しているおそれが著しいと認められる場合にも、人工妊娠中絶を認めることといたしましたのが改正の第二点でございます。（衆議院社会労働委員会議録第三一号、一九七二年五月二〇日）

優生保護法における「優生上の見地」とは、「不良な子孫の出生を防止する」ことを指していた。優生保護法における胎児条項導入とは、当時発生予防の対象とみなされていた「不幸な子ども」、すなわち障害児を「不良な子孫」として「優生上の見地から」その出生を防止するためのものである、とみるのが素直な解釈であろう。

しかし、このように解釈できることの問題性は、当時一般には明確に認識されていなかった。マスコミ報道では優生保護法改正問題が積極的にとりあげられたものの、それは主に「経済的理由」の削除についてであり、改正の問題点についても、産む・産まないの自由や人口問題の観点からの指摘がほとんどであった。そのような状況のなかで、胎児条項と優生思想の結合を明らかにし、それを障害者抹殺の動きであるとして社会につきつけたのが、「青い芝の会」を中心とする優生保護法改正反対運動であった。

一九七〇年五月に横浜市で起きた母親による重度障害児殺害事件で、神奈川県心身障害者父母の会連盟代表は「生存権を社会から否定されている障害児を殺すのは、やむを得ざるなり行き」とする減刑嘆願書を市長に提出した。近親者による障害児殺しや無理心中は珍しくなく、世間の反応は多くの場合殺した側に同情的で、障害児が殺人の被害者であるという視点はほとんどなかった。これに対して「青い芝の会」神奈川県連合会は、「障害者は殺されて当然なのか」、「親をそこまで追いつめたのは、障害児とその家族を白眼視する地域社会ではなかったか」と反発し、横浜市の減刑嘆願運動の反対運動を開始したのである。彼らは、出生前診断にもとづく選択的中絶が、障害者を「本来あってはならない存在」とみなし、障害者の生存権を否定する思想にもとづく点で、障害者殺しと同等であると判断した。こうして兵庫県や神奈川県で県の母子保健対策の一環として実施された羊水検査や、優生保護法改正案における胎児条項の導入に対して、激しい反対運動を展開したのである。

特に彼らは、優生保護法の前身が戦時中に制定された国民優生法であり、さらに、その国民優生法がナチス・ドイツの断種法をモデルにして作られていたことに注目した。そして、「不良な子孫の出生を防止する」という優生保護法の優生思想は、障害者の組織的抹殺を実行したナチスの優生思想と同根であるとして、選択的中絶を批判する際にもしばしば「ナチス・ドイツ」を引き合いに出した。

「青い芝の会」は、国家による優生思想の押しつけを激しく非難して優生保護法撤廃を求めるとともに、障害児を「不幸な子ども」への同情という美名のもとに排除しようとする「健全者のエゴ」を「内なる優生思想」と呼んで、その批判の矛先を、産む・産まないの自由を唱えて中絶の既得権を守ろうとする女性解放運動にも向けていった。中絶の自由をめぐって彼らと厳しく対立し論争しながらも、中ピ連など一部を除いて、ウーマンリブの活動家たちの多くは優生思想批判を共有し、優生保護法改正案から胎児条項を削除させるために障害者との共闘を開始した。

優生保護法改正案の国会提出が取り沙汰されていた一九七二年五月の新聞家庭欄の記事では、胎児条項について「胎児医学が急速に発達してきた時代に対応してこのような条項を加えたのは適切な処置とも言えようが、『不具の子どもにも生きる権利はないのか』という視点から、新たな生命論争がおこる可能性も予見しなければなるまい」という指摘がすでになされている(村松博雄「優生保護法の改正をめぐって」「朝日新聞」七二年五月二七日)。

こうして、「青い芝の会」が優生思想批判という立場からはじめた胎児条項の削除を求める運動は、急速に波及し、野党や女性団体をはじめとする他の優生保護法改正反対勢力の賛同を得た。その結果、一九七四年に衆議院での優生保護法改正案の採択にあたって「身障者を差別し、身障者の生きる権利を否定するもの」という野党の批判を受け入れ、政府は胎児条項削除の修正については応じたのである。

しかし、この時点ではまだ「優生」という言葉がタブー視されるには至っていなかったようだ。「朝日新聞」は七四年五月に衆議院で経済条項削除を含む優生保護法改正案が修正可決された翌日、「問題が多い優生保護法の改正」と題する社説（七四年五月二五日）を掲載したが、ここでは、採決にあたって胎児条項が削除された事実やその意味についてはまったく言及されていない。また、優生保護法改正に反対する野党や関係団体の主張を肯定的にとりあげた部分では、「〔経済的理由削除が〕優生・母性保護という利点よりも、人口増大という副作用が大きく現れるおそれがある」〔傍点引用者〕と書かれている。政府自民党に批判的立場をとっていた主要全国紙の社説においてすら、七四年の時点では「優生」に関してこの程度の認識だったのである。

5――「優生」はいかにタブーとなっていったか

優生条項への批判

しかし、七〇年代前半の優生保護法改正反対運動を通じて、「優生」という言葉や考え方は障害者の生存権の否定やナチス・ドイツの優生思想とつながる、という見方が、次第に浸透してきた。

医療専門家の間でも、優生保護法の強制的な側面が批判されるようになった。一九七四年七月の第一四回日本先天異常学会では、「人類遺伝学の進歩と優生保護」、「臨床医学の進歩と優生保護」というシンポジウムが開かれているが、記録によると、従来型の優生保護法に肯定的な発表がなされている一方で、「公益上の必要」による強制的な不妊手術の規定（第四条）に批判的な発言が、両シンポジウムの発表者八名中、二名の発表者からなされている（『先天異常』第一四巻、一九七四年）。

そのうちのひとり（人類遺伝学者）は、「〔公益上の必要という〕この言葉は政治的意途〔ママ〕のもとにどのようにでも使い分けられるもので、ある種の危険を感じさせる。近年胎児診断の技術が開発されてから、とくに優性〔ママ〕思想が高まっている。異常の疾患→有害→負担→排除という短絡した思考で、本法を乱用されては困るのである」と、かなり踏み込んだ発言をしている。また、もうひとり（産婦人科医）は、優生保護法には「公益上の必要」による不妊手術の判定に対する異議申し立て制度があり、人権に配慮されている、という従来の見解に反して「人権をかなり無視した制度ということができる」という判断を示している。

高校保健体育の教科書の記述にも、変化がみられた。ある教科書では一九七一年発行の版まで、優生奨励の見地から何の保留もなく優生保護法が肯定的に紹介されていたが、七七年発行の版では、「国民優生を強調するあまり、身体的・精神的に障害をもつ人の人権が侵される傾向や、障害をもって生まれてきた子どもの生命を軽視する社会的風潮も指摘されるようになった。そのため、優生保護法を再検討しようとする傾向も強まってきている」という文章がつけ加えられるようになった（『保健体育』一橋出版、一九七七年）。

文部省の高等学校学習指導要領では、七八年からそれまで保健体育に盛り込まれていた「優生」に関する項目がなくなった。その結果、新指導要領にもとづく教科書では、優生保護法に言及する場合でも、優生保護法への批判の存在にふれたり、中絶の問題に限定するなど改められていった。

「神聖な義務」問題

このように優生という概念が障害者の人権問題に抵触するという認識が少しずつ浸透してきたなかで、一九八〇年一〇月に発表された渡部昇一氏のエッセイ「神聖な義務」（『週刊文春』一九八〇年一〇月二日号）は、大きな物議をかもした。

このエッセイが注目されるきっかけとなったのは、「『劣悪遺伝の子生むな』渡部氏、名指しで随筆」「まるでヒトラー礼賛　大西氏激怒」というセンセーショナルな見出しが躍る「朝日新聞」（八〇年一〇月一五日）朝刊社会面の記事であった。八段抜きの大きな扱いで、このエッセイの内容を紹介するとともに、渡部氏の主張は「ヒトラー・ナチズム、ファシズムへの傾倒礼賛」であり「弱肉強食、劣弱者切り捨ての奨励にほかならない」とする、同エッセイで取り上げられた作家大西巨人氏の反論を大々的に伝えた。

これを受けて、「青い芝の会」は、渡部氏の主張は「障害者抹殺、障害者否定」であるとして、抗議行動を開始した。また新聞、雑誌には学者や文化人などによる渡部批判が掲載された。渡部氏は「青い芝の会」からの批判に応えて、エッセイでは受胎以前における親の配慮を求めたのであり、障害者否定の思想はまったくないと反論したが、「青い芝の会」側は納得しなかった。

「朝日新聞」の記事は、大西氏の反論を掲載した雑誌が発行される前にその内容を伝えるなど、週刊誌の一エッセイの扱いとしては異例のものであった。渡部氏はこの記事を掲載した「朝日新聞」の報道姿勢を非難した(『文藝春秋』一九八一年七月号)。右派知識人とみなされていた渡部氏の「文春」での発言を「朝日」が槍玉にあげたという側面も、あったかもしれない。しかし、「神聖な義務」というエッセイそのものが大きな問題をはらんでいたのは確かであった。

このエッセイで渡部氏は、血友病患者である子どもを二人もうけた作家、大西巨人氏について、「未然に〔傍点原文〕避けうるものは避けるようにするのは、理性のある人間としての社会に対する神聖な義務である。現在では治癒不可能な悪性の遺伝病をもつ子どもを作るような試みは慎んだ方が人間の尊厳にふさわしいものだと思う」と述べた。この発言のもとになった『週刊新潮』(一九八〇年九月一八日号)の記事では、大西氏の血友病患者である息子に対して高額の医療費が公費負担で支払われており、また大西氏自身も生活保護受給者であることが報じられ、「納税者の負担によって支えられている福祉天国」は、このままでは「パンクする」と結ばれていた。この記事を取り上げて、渡部氏は大西氏が「神聖な義務」を怠っていると示唆したうえで、「自助的精神」の衰退が絶対必要な福祉水準さえも低下させるとした。

このエッセイの冒頭で、渡部氏は、西ドイツ（当時）の活力の一因は「ヒトラーが遺伝的に欠陥ある者たちやジプシーを全部処理しておいてくれたため」とする「非人道的犯罪の功績の面を考えているドイツ人」の発言をひいた。それに続けて、渡部氏自身の感想として、ルーブル博物館では、「ジプシーの子供」が「まとわりついて離れないので実に不愉快だった」が、「そういうことはドイツやオーストリアに入るとまるでない」と述べた。また、戦前のフランスの生理学者、アレキシス・カレルの、「劣悪な遺伝子があると自覚した人は、犠牲と克己の精神によって自発的に〔傍点原文〕その遺伝子を残さないようにすべきである」という主張が紹介されていた。

そのうえで、失明を懸念して未熟児を保育器で育てることを断り、またサリドマイドの服用を拒否してサリドマイド児の出生を回避した「知人」のエピソードを挙げて、「かくしてこの人の行為は社会に対して莫大な負担をかけることになることを未然に防いだ」としたのである。大西氏の血友病の子供の話は、これに続けて述べられていた。

これまでみてきたように、少なくとも七〇年代前半までは、遺伝性疾患をもつ子どもを産まないようにするのは「義務」である、といった発言は珍しくなく、また、遺伝性疾患の子どもをもつことが医療・福祉コストを増大させるという指摘も、当たり前のように行われていた。

しかし、七〇年代後半以降には、国家による政策的強制があるか否かにかかわらず、こうした考え方を正当化し普及させること自体に、障害者の尊厳と人権を損なう恐れがあるという認識が、浸透しはじめていた。渡部氏のエッセイはこうした動きに逆行するものであり、特に障害者やその支援者から強く反発された。また専門家からは遺伝学的に誤った認識に立脚しているとして批判された。

なにより、渡部氏の文章は、ヒトラーの行為を非人道的犯罪としながらも、「遺伝的な欠陥のある者」や「ジプシー」の「処理」を肯定する発言を不用意に引くなど、全体として、「ヒトラー」と障害児の出生防止を結びつけるような効果をもっていた。

戦後、遺伝性疾患の子供を含む障害児の出生を防ごうとする専門家たちが、もっとも懸念し、回避しようと努力してきたのが、ナチスやヒトラーの記憶と障害児の発生予防が結びつけられることであった。「青い芝の会」が出生前診断や胎児条項はナチスやヒトラーが行ってきたことと同根である、と批判してきたのに対して、そうした非人道的な所業とは違うのだと、彼らは繰り返し反論してきたのである。渡部氏のエッセイは、「青い芝の会」に批判されてきたような専門家たちにとっても、到底容認できるものではなかった。

一九七二年以降の優生保護法改正問題は、「優生」という概念の差別性が認識される大きな契機となったが、当時の優生保護法問題に対するマスコミの関心のありかは主として経済条項削除の是非にあり、産む・産まないの自由をめぐる「女の問題」という側面がクローズアップされていた。しかし、八〇年の渡部発言問題は、「優生」を、人権侵害や差別一般の問題として読者に広く知らしめ、日本において優生学とナチスやヒトラーのイメージの結合を決定的なものにしたといえよう。

優生条項削除の兆し

ところで、一九八二—八三年にも「生長の家」系の議員の運動により、政府が経済的理由の削除を目的とする優生保護法改正案を上程する動きがあったが、女性団体、産婦人科医を中心とする医師の団体をはじめ、労働組合も参加して再び強力な反対運動が起こった。特に、国際婦人年(一九七五年)以降力を増した女性運動の諸団体の連合である'82優生保護法改悪阻止連絡会(阻止連)は、反対運動の中核となり、その後のフェミニストによるリプロダクティブ・ヘルス/ライツ運動(後述)の推進力となった。保革一体の大反対に押されて結局、政府は上程を断念した。その直後の八三年五月に、自民党政務調査会の社会部会・優生保護法等検討小委員会がまとめた中間報告「優生保護法の取扱いについて」は、注目される。この中間報告では経済的理由の削除、中絶要件全般の見直しとともに「不良な子孫」という規定への疑問が盛り込まれた。

本報告の冒頭部分ではまず、「現行優生保護法は、終戦直後の特殊な社会経済情勢と国民意識を背景として制定されたものであることから、法の立法趣旨の根底に人口政策や民族の逆淘汰の防止といった思想が存在することが判明した」として、優生という概念自体への疑問を示唆している。そして、「優生上の見地から不良な子孫の出生を防止する」という表現や、第三条第一項の「優生手術」の適応事由（「遺伝性精神病」「遺伝性精神薄弱」など）や別表に掲げた遺伝性疾患などは、「今日の社会思潮と医学水準に照らして法の基本面に問題がある」という認識を示した。

その後、一九八七年一〇月に、厚生省が「優生手術の適用事由等に関する研究班」を設置し、三年後をメドに優生手術条項全廃を含む抜本的見直し作業を目指すと報道された（「毎日新聞」一九八七年一〇月五日夕刊）。優生保護法を当時所轄していた厚生省の精神衛生課は、八四年三月に発覚した宇都宮病院の精神病患者虐待事件以降、国連人権委員会で厳しい批判を受ける当事者となり、その結果、一九八七年に、精神衛生法は精神保健法に改正された。この過程で、精神病患者の欠格条項の多さが問題となり、優生保護法も精神病患者の人権問題に抵触する可能性が出てきていた。

一九八八年には、厚生行政科学研究報告書「優生保護法における優生手術の適応事由に関する研究」が出た。この報告書の趣旨は、「公益上の必要」を理由とする強制的な不妊手術の規定は人権侵害にあたる、というものである。ただし、強制不妊手術の実態や、なぜ不妊手術が「必要悪」として合法化されてきたのか、責任能力が欠如しているとされる人々の不妊手術の規定をいかに修正すべきなのか、といった問題への言及はない。

このように、自民党や厚生省サイドで優生保護法の優生条項の改変を意識した動きが出てきたものの、これは「不良な子孫」と定義されてきた人々に対して国が行ってきた行為に対する真剣な反省に由来するというよりも、時流にそぐわなくなったための手直しを考えているようにしかみえないものであった。厚生省は、「完全参加と平等」をテーマとする一九八一年の国連国際障害者年に向けて、法規中の「不具」、「廃疾」という表現を改めることにした。八一年には「障害に関する用語の整理のための医師法等の一部を改正する法律」を制定し、医師法、歯科医師法等の医療関係法における「おし」「つんぼ」「盲」を「口がきけない者」「耳が聞こえない者」「目がみえない者」と言い換えることになった。七〇年代から、被差別部落や障害者、女性に対する差別用語の告発が、マスコミや出版界に対してさかんに行われてきたが、法律も差別用語の追放の流れに加わったのである。

一九五三年の厚生事務次官通知「優生保護法の施行について」では、「審査を要件とする優生手術」（いわゆる強制的な不妊手術）に関する規定の一つとして、以下のように記されていた。

> 審査を要件とする優生手術は、本人の意見に反してもこれを行うことができるものであること。但し、この場合に手術を施行することができるためには、優生手術を行うことが適当である旨の決定が確定した場合、すなわち、手術を受けなければならない者が、優生手術の実施に関して不服があるにもかかわらず、法第六条の規定による再審査の申請又は第九条の規定による訴の提起を法定の期間内に行わないために、都道府県優生保護審査会の決定が確定した場合か、優生手術を行うことが適当である旨の判決が確定した場合でな

ければならないこと。この場合に許される強制の方法は、手術に当って必要な最小限度のものでなければならないので、なるべく有形力の行使はつつしまなければならないが、それぞれの具体的な場合に応じては、真にやむを得ない限度において身体の拘束、麻酔薬施用又は欺罔〔ぎもう〕等の手段を用いることも許される場合があると解しても差し支えないこと。〔傍点引用者〕

この通達は一九五三年以降有効だったようで、九六年版の『保健医療六法』にも掲載されている。こうした通達が、九六年に優生保護法が母体保護法に改正されるまで放置されていた事実をみると、八〇年代の優生条項見直しの動きは形式上の整備を優先する表面的なものだったと、考えざるをえない。

一方、厚生省は一九八四年に母子保健法改正の具体的な検討作業に着手し、翌年、妊娠前の女性に対する母性健康診査実施と「母性手帳」の配布、また先天異常モニタリング・システムの強化などを骨子とする改正方針を発表した。この動きを母性管理と優生政策の強化ととらえた障害者や女性は、各地で反対運動を展開した。優生保護法改正阻止運動を担ってきた彼らは、優生保護法と母子保健法が連動して母性管理と障害者排除を推進してきた、という認識をもっていたのである。母子保健法改正案は、結局上程されなかったが、彼らは優生思想批判運動をその後も継続していった。

優生保護法から母体保護法へ

一九九五年一二月に、自民党社会部会は突如として優生条項を検討する勉強会をはじめ、その後半年ほどで優生保護法は母体保護法に改正された。このとき、女性運動が主張してきた中絶の自己決定や、産婦人科医たちが要望してきた胎児条項の導入などは、論争的で早期決着が見込めない問題群として棚上げにされ、条文からの優生条項の削除と改正案の通過が最優先とされた。衆議院への法案提出から参議院本会議可決までわずか五日間であり、改正案提出の仕掛人となった自民党社会部会長自ら「スピード違反」を認めるほどの早業であった。

スピード決着が優先されたため、強制的不妊手術をはじめとする優生保護法下での人権侵害や、反人権的な優生条項を放置してきた国の責任が、国会の場で問われることはなかった。つまり、優生政策の批判的総括を欠いたまま、優生的文言だけが忽然と姿を消したのである。なぜ、このようにあわただしい改正が行われたのだろうか。

第一に、九四年にカイロで開催された国連国際人口・開発会議のNGO会議という国際的舞台で、障害者の不妊化を正当化するものとして、優生保護法が非難されたことが挙げられる。フェミニストたちの長年の主張であったリプロダクティブ・ヘルス/ライツ（性と生殖に関する健康・権利）が人口政策の柱として採用されたこの会議で、その理念を否定するような法律を日本が抱えていることが露呈してしまい、政府関係者をあわてさせた。

第二に、九六年三月のらい予防法廃止がある。国会での提案理由説明や患者代表に対する謝罪の中で、厚生大臣はハンセン病患者に対する「優生手術」を人権侵害的行為として明確に位置づけた。同法廃止にともない優生保護法の「癩疾患」に関する条文は削除され、優生保護法の優生条項の一角が初めて崩れることとなった。

第三に、厚生省の障害者政策の路線転換にともなう機構改革が挙げられる。障害者のノーマライゼーション（地域での生活自立と社会参加）を推進する障害者基本法が九三年に公布された。それを受けて一九九五年一二月に厚生省の障害者施策推進本部が決定した「障害者プラン――ノーマライゼーション七か年戦略」では、「障害者に対する差別や偏見を助長するような用語、資格制度における欠格条項の扱いの見直しを行う」という方針が盛り込まれた。こうして、国の障害者政策の方針と、優生保護法の「優生保護」という理念との矛盾が決定的になった。それまで優生保護法を所轄してきた保健医療局精神保健課は、大臣官房障害保健福祉部精神保健福祉課への改組を機に優生保護法を手放し、児童家庭局母子保健課に同法を委ねることになっていた。一方、母子保健課は、こうした問題を抱えた法律をそのままのかたちで引き継ぐことに、難色をしめしていたともいわれる。

おりしも中国では、一九九三年一二月に提案された「優生保健法案」が、障害者に対する人権侵害であるとして、国際的な非難を浴びていた（終章参照）。結局、法案中の「優生保健」という表現を「母子保健」に修正し、法律名も「母子保健法」（九五年施行）に改められたが、中国のこの優生学的な法律の問題性については日本のマスコミでも報道されていた。ちなみに、中国は当初、日本にも優生保護法があることを自己正当化の論拠のひとつにしていた。

優生保護法の母子保健課への移管予定は、九六年七月であった。優生保護法改正案は、障害者団体からの優生条項見直しの要望を受けたかたちで、議員提案として国会に提出されているが、改正の動きは、このような厚生省の政策の変化と切り離しては考えられない。

「優生思想を正当化する法律の撤廃」は、障害者団体や女性団体が長年めざしてきたことであるが、一方、厚生省にとってみれば、八〇年代からの懸案であった優生保護法の優生条項の見直しがようやく片づいたことになる。また、医療側からみると、「優生」という名目が省かれたことで、形式的には選択的中絶が優生目的のものだとして非難される恐れが減り、胎児条項導入の途が開けてきたともいえる。こうして日本は九六年になってようやく、選択的中絶の合法化について、形式的には他の先進諸国とおなじスタートラインに立ったといえよう。

リプロダクティブ・ヘルス／ライツ

日本母性保護産婦人科医会(日母)は、一九九六年の母体保護法への改正後、定款に定められた会の目的を「本会は、母子の生命健康を保護するとともに、女性の健康を保持・増進し、もって国民の保健の向上に寄与する」と修正した。それまでは、「本会は、民族の優生化を促進するとともに、母子の生命健康を保護増進し、もって国民の繁栄を図ることを目的とする」とされていた。「民族の優生化」という言葉が一九九六年まで残されていたのには驚くが、ともかくこうした時代錯誤的な表現が消え、母子保健だけでなく「女性の健康を保持・増進」することにまで会の目的が拡張された背景には、リプロダクティブ・ヘルス/ライツという概念の公認化がある。

リプロダクティブ・ヘルス/ライツという概念は、もともと産む・産まないの自己決定を主張する女性の運動から生まれたもので、人口抑制のために危険な方法による避妊や中絶、不妊手術を強いられているアジア・アフリカの女性を支援し、そうした状況をもたらした国連人口政策に反対する八〇年代のフェミニストの国際的運動を通じて、広まっていった。出生率を下げるための方法として、女性の社会的地位の向上を重視するようになった、国連側の方向転換もあって、一九九四年の国連国際人口・開発会議(カイロ会議)、さらに九五年の第四回世界女性会議(北京会議)で、リプロダクティブ・ヘルス/ライツは、女性の性と生殖の自己決定の尊重をアピールするためのキーワードとして採用された。これを受けて、内閣総理大臣を本部長とする男女共同参画推進本部が九六年一二月に決定した「男女共同参画二〇〇〇年プラン」では、女性の生涯にわたる健康対策と母子保健対策の機軸として、この概念を取り入れた。

一九九六年の母体保護法への改正の際にも、参議院厚生委員会で「(前略)リプロダクティブ・ヘルス/ライツの観点から、女性の健康等に関わる施策に総合的な検討を加え、適切な措置を講ずること」という付帯決議がなされた。九六年の改正では優生条項削除が最優先とされたために、産む・産まないの自己決定を主張してきた女性たちにとっても、出生前診断や不妊治療の新技術に対応した中絶法を求める産婦人科医にとっても、母体保護法は不充分なものだったからである。

日母は、二〇〇〇年三月に母体保護法改正に向けた提言（「女性の権利を配慮した母体保護法改正の問題点――多胎減数手術を含む」）をまとめ、年内に法改正に動き出すとみられている。この提言では、妊娠一二週までの中絶については産む・産まないは女性の自己決定に委ねるという立場をとっている点が注目される。ただし、こうした立場と対立する刑法の堕胎罪の是非については、日母は言及していない。

産む・産まないの自己決定を主張する女性たちは、長年、堕胎罪が女性の権利の侵害であると批判してきた。一九九五年の北京会議では行動綱領のひとつとして、「違法な中絶を受けた女性に対する懲罰措置を含む法律の再検討を考慮すること」、すなわち堕胎罪の見直しが採択されている。母体保護法制定直後の九六年八月には、「からだと性の法律をつくる女の会」が発足し、堕胎罪や母体保護法に代わる法律や制度の検討をはじめた。

このように、九〇年代後半からリプロダクティブ・ヘルス／ライツという概念を中心に、政府、産婦人科医、女性といった、さまざまな立場から女性の性と生殖の問題がとらえ直されることになった。しかし、その解釈には立場の違いによるズレがある。さらに、リプロダクティブ・ヘルス／ライツという理念自体も困難を抱えている。

まず、国際的には国連を舞台に、性と生殖の権利に制限を与えようとする、バチカンやイスラム系諸国勢力によるバックラッシュがみられる。また、欧米の人口学者の間には、リプロダクティブ・ヘルス／ライツに基づくカイロ人口行動計画は生殖の自由放任（レッセ・フェール）を許し、世界人口の安定化が果たせないのではないかという危惧もあるという。さらに国内では少子化対策の国策化を追い風にして、「生長の家」系の村上正邦議員が、二〇〇〇年二月一日に参議院本会議の代表質問において、母体保護法から「経済的理由」を削除すべきだとの持論を蒸し返した。このように、リプロダクティブ・ヘルス／ライツは、公認されたとはいえ、その前途は多難である。

自己決定のジレンマ

このようなリプロダクティブ・ヘルス／ライツをめぐる困難は、個人の権利と公共の利益の対立という旧来の図式で理解することができる。優生学もまた、公共の利益を名目に、個人が子孫を残す権利を侵害するものとみなされてきた。したがって、生殖の自己決定という原則は、優生学批判においても有効であった。

しかし、個人に対する医療サービスとして、人間の生殖過程に変更を加えるさまざまな先端医療技術が提供されつつある現在、自己決定に根ざした優生学、いわゆる「自発的な優生学」や「レッセ・フェール（放任主義）優生学」が問題となっている。

出生前診断によって胎児に何らかの障害や病気が認められたとき、その胎児を中絶する選択的中絶は、先進諸国では個人（親）の自己決定にもとづいて行われている。障害者の生存を困難にするさまざまな悪条件が現実にあるなかで、選択的中絶の自己決定を自由に行うことは原理的に不可能であることは言うまでもないが、それでも産む・産まないの判断は個人の責任に委ねられる。旧来の図式にあてはめれば、外部からの強制・指示・誘導がない、という前提が満足されている場合、選択的中絶は優生学的行為とはいえないことになる。さらに、将来、生殖細胞系列の遺伝子を操作し、人為的に遺伝子を組み換えた赤ん坊を得ることも、生殖の自己決定の範疇に含んでもよい、という議論も、専門家の間から出てきている（終章参照）。

しかし、選択的中絶が個別に行われた結果、出生前診断が可能な特定の病気や障害をもつ子どもの出生が激減する現象が、実際に起こっている。そのために、こうした病気や障害をもって生まれてきた子どもたちは、「中絶を失敗した子ども」、「中絶を怠ったために生まれた子ども」という否定的なまなざしにさらされるとともに、専門医の減少などによって社会的支援が受けにくくなる恐れがある。イギリスの二分脊椎症患者のケースがこれにあたる。また、生殖細胞系列の遺伝子操作を容認すれば、病気の治療にとどまらず、親にとって望ましい性質を増進するように遺伝子を操作する可能性も出てくる。このように、自己決定の結果の集積が優生学的効果をもたらしうることを、われわれは認識しておかなくてはならない。

これまで、国家や行政など制度による強制に対して個人の権利と自由を対置させるかたちで、優生学は批判されてきた。しかし、今後、「レッセ・フェール優生学」に歯止めをかけるために、何らかの制度的介入が必要となってくるだろう。

先端医療技術の採用によって、人類の生殖形態が生物学的レベルで激変し、生物種の境界、自然と人工物の境界、世代の境界を乗り越える可能性が、今後いっそう増大してくるだろう。遺伝医療と生殖技術が飛躍的に日常生活に浸透することが予想される二一世紀を、優生学史の第二世紀にしないという決意で迎えるためには、生殖の意味の変質を歴史的にあとづけ、生殖の権利についての新たなパラダイムを構築する必要がある。

終章 生命科学の世紀はどこへ向かうのか

＊米本昌平

再発見されたナチズム優生学

「はじめに」で述べた通り、本書の大きな狙いは、各国における優生学の歴史を読み直すことを通して、現代社会が「優生社会」へ向かう契機を持っているのか、現在における優生学をどのように考えればよいのか、ということについての答えを示すことであった。筆者四人の考え方や立場は少しずつ異なるが、基本部分では共通の認識に立ち、各々のやり方で、このテーマに向かって論を進めてきたつもりである。終章では、これまでの論議をふまえて、優生学の現在と未来を考えてみたい。

本書の重要な帰結の一つは、優生学が二度と許してはならない悪の極北として位置づけられるようになったのは一九七〇年前後であった、という点である。

第二次世界大戦の戦後処理の過程では、ナチズムの悪とは、暴力的な政治体制とユダヤ人などの大量虐殺を指していた。大規模に行われたナチスの断種政策は、確かに他の国と比べれば極端なものではあったが、実際には、似たような「保健政策」は、他の国でも実施されていた。断種政策は、五〇—六〇年代には、まだ「問題」として見えていなかったのである。

すでに第一章でふれたことなのだが、ではなぜ、七〇年前後にそれまでは視野の外側にあった優生学が「否定的に再発見された」のだろうか。再度まとめれば、それは次のように説明することができる。

第一に、六〇年代に公民権運動が起こり、これに続いて社会的なマイノリティ、たとえば障害者や同性愛者などの権利確立運動が起こったこと、第二に、六〇年代後半の反公害運動やベトナム戦争反対運動などが引き金になり、科学技術一般や専門研究者に対して厳しい目が向けられるようになったこと、そして第三に、六〇年代を通して分子生物学が確立し、遺伝の基本原理が初めて分子レベルで明らかにされたことである。ただし、この第三の点の影響は、両義的であった。DNA操作が可能になった以上、きわめて危険だとする確信が生まれた一方、分子生物学の研究が進めば進むほどかつての優生政策の非科学性もはっきりするはずだ、とする洞察も生まれたのである。

分子生物学は、DNAが遺伝情報そのものを担う分子であることを完璧に論証してみせた。その結果、DNAは、生命のまぎれもない設計図として、自然解釈の中で非常に高い地位が与えられるようになった。このようななかで、優生学という、いったんは死語となった言葉は、リアリティをもった危機を表すものとして再び使われだし、ナチス優生政策が反面教師の極として位置づけられるようになった。第一章でふれた、一九七三年の第一三回国際遺伝学会におけるアレンの特別講演「遺伝学、優生学、階級闘争」は、このとき、生まれつつあった認識を代表するものだったのである（四九頁参照）。

再発見されたナチス優生学は、七〇年代以降、先端医療やバイオテクノロジーの研究で新しい展開があるたびに、批判の枠組みの基準点の役割を果たすことになった。そして、このようにして成立したナチズム＝優生社会＝悪の極北という図式は、研究や技術使用の場面にナチス優生政策との類似点を見つけ出し、そこに危険が含まれることを喚起する機能を果たすことになった。このような機能をもった優生学を「危機イメージとしての優生学」と呼ぶことにする。

　ここでは、「おぞましい」ナチス優生学がどのように危険かという設問は不必要とみなされた。また、ナチズムの優生政策だけが問題にされ、他の優生政策はあたかも存在しないもののように扱われてきた。他の優生政策を見えなくさせた、この作用は重要である。たとえば、一九九六年まで存在した優生保護法は、ほとんどの日本人の視野の内にはなかったし、優生思想と福祉政策の間に強い親近性があったとする見方も生まれなかった。

　確かにナチス優生学は、生物学的に純粋なドイツ・ゲルマン人を一人でも増やそうとする、奇怪な国家目標を実現するための政策の一翼を担ったものである。しかし、ナチズムの悪をその優生政策で代置する解釈図式は、本書でここまで述べてきたように、優生学の実証的研究が進めば進むほど、つじつまが合わなくなってくる。だとすれば、「危機イメージとしての優生学」という、歴史解釈を事実上の倫理規範の代用としてきたこれまでの共通意識そのものを検証し、そのなかから、先端医療やバイオテクノロジーに対する批判原理を原理として抽出しなおす必要がある。科学技術の水準の面でも、また歴史的時間の容赦ない流れからも、このような課題にわれわれは直面しているのである。

DNA観はいかに変遷してきたか

初期の分子生物学は、研究対象を大腸菌とこれに感染する特殊なウイルスに絞ったために、大成功を収めた。この限りでは、分子生物学はまだ、大腸菌の生物学でしかなかった。しかし遺伝の基本原理は他の生物においても同一であると推定されたから、大腸菌のDNAがわかればゾウのDNAについてもわかったも同然とする主張は、当たり前のように受け入れられた。自然科学のなかで生物学は地味で周辺的な地位にあったから、それは斬新で魅力的な生命観であった。七〇年代には、「DNAは生命の設計図」という比喩が真理同然に受け取られ、DNAはしばしば生命そのものとみなされるようになった。こうしてDNA一元論的生命観は、分子生物学の啓蒙とともに社会に広く浸透していった。

ただし、このことは次のような問題を内包していた。第一に、DNAが生命の設計図であるならば、人間のDNA研究は、人間性をのぞきこむことに限りなく近くなること。第二に、もしDNAの操作が可能になれば、DNAが生命の設計図であるがゆえのはかりしれない可能性と危険性の双方を、招来するかもしれないこと。第三に、そのDNA操作技術を人間に向ければ、人間性そのものの操作が現実のものになるかもしれないことである。

そして、DNAを人為的に操作する遺伝子組換え技術は、予想外に早く、一九七三年の初め、アメリカの大学の一実験室で確立してしまったのである。

遺伝子組換え実験についての賛否は、七〇年代を通して大論争となっていった。だがその論争の核心は、あくまで実験の安全性についての問題であり、操作の念頭にあったのは微生物であった。いまからみると、当時の研究者は、人間のDNAを操作の対象にしたり、これを直接解読したりしようとする提案は慎重に避けていた。そこに潜む重大な価値論争を刺激してしまうことを嫌っていたようなのである。逆に言えば、当時、ヒトDNAは不可触のオーラを発していた。そしてこの時期に、ナチズム＝優生社会＝悪の極北という図式も成立したのである。

しかし、このようなヒトDNAに対する不可触の感覚は、八〇年代に入ると色あせていった。すでに七〇年代末には、研究者の間では、大腸菌などの原核生物と酵母以上の真核生物とでは、遺伝子の構造に大きな違いがあることが判明し、微生物とヒトDNAの間の距離の大きさが認識されるようになっていた。一九八〇年には、カリフォルニア大学医学部のマーチン・クライン教授が、いきなり、遺伝子治療実験を行ってしまった。八一年には、マウスの受精卵にDNAを注入する技術が確立し、翌八二年には、成長ホルモンDNAを注入されたスーパーマウスが誕生した。こうして八〇年代には、哺乳類の遺伝子操作や、人間の遺伝病の原因遺伝子についての研究が飛躍的に進んだ。

「危機イメージの優生学」の立場からすれば、このような研究が進めば進むほど優生社会への危険を招き寄せることになるはずであり、より強い警句が発せられなければならない。だが、優生学に対する危機感は、逆に希薄になっていった。八〇年代中期には、ヒトDNAの直接操作である遺伝子治療も、またヒトDNAそのものを解読しようとするヒトゲノム計画も、正式に提案されはじめた。そこには、人間のDNAに科学の眼差しを向けることへの躊躇《ちゅうちょ》や畏怖の感覚はない。

遺伝子治療もヒトゲノム計画も、ともに、これを突出して推進したのはアメリカである。逆にドイツは、九〇年代半ばまでヒトゲノム計画をとりあげなかった。ナチズムの体験が社会の深層心理のレベルでDNAの操作を行うことを抑えていたとみてよい。アメリカ社会においてヒトゲノム計画を支えた論理は、医学医療のためというプラグマティズムであった。この強烈な現世的実利主義が、ヒトDNAに対する畏怖の感覚を蒸発させていった。だが優生学の歴史を振り返ると、技術を躊躇なく現世の改良に応用しようとするこの態度こそ、かつてこの国の社会が突出して優生政策を推し進めた要因でもあった。

遺伝子治療に関しては、一九八五年にアメリカで、遺伝子組換え実験のガイドラインを所管するNIH（アメリカ国立衛生研究所）が、遺伝子治療臨床実験のためのガイドライン補遺を公布した。このなかでNIHは、体細胞遺伝子治療については、それまでのガイドラインと人体実験のための規制の手続きをより厳格に守ることで、これを認める道筋を示した。ここでは生殖細胞遺伝子治療には言及しないよう、慎重に配慮された。そして九〇年一〇月、ADA（アデノシンデアミナーゼ）欠損症（重度の免疫異常となる病気）の子供に対する実験計画をNIHは認可し、ただちに臨床実験が開始された。

一方、三〇億塩基対ある人間の全DNAを解読しようとするヒトゲノム計画は、八〇年代半ばに、R・シンシャイマーとC・デリシによって別々に提案されたものとされている。まもなくこれは生物学としては破格の巨大プロジェクトに仕立て上げられ、独立の研究計画としてアメリカ連邦議会にはかられることになった。その審議の過程で、ヒトゲノム研究に対するさまざまな懸念が表明され、これに対応するためにヒトゲノム計画の推進者であるJ・ワトソンは、総研究費の三―五パーセントを倫理的・法的・社会的問題（ethical, legal, social issues：ELSI）に割り振ることを提案した。当初からこのような自己検証のためのプログラムが組み込まれた科学研究計画は、史上例がない。

当時この計画に対して指摘された懸念は、多かれ少なかれ優生社会に連なる問題だった。かつて『遺伝子工学の時代』（邦訳、岩波書店）を著したJ・リフキンの批判が代表的なものであるが、彼には、われわれは人間改造への誘惑から逃れられないという信念があるようにみえる。

ELSIプログラムによって遺伝に関わる倫理研究の水準は上がったが、結果的に、ヒトゲノム研究特有の予想外の倫理問題は飛び出してこず、直面する課題には倫理の基本原則を厳格に適応することで対処できる、という結論になった。その基本原則とは、自己決定、インフォームド・コンセント、プライバシー権である。

だが、これで問題が落着したわけではない。なぜなら、第一に、これらの三つの原則は、主にアメリカのバイオエシックス研究によって確立されてきた原則だからである。今日の先進社会では、現代医療の倫理原則として一応受容されたようにみえるが、これが普遍原理として、とくに発展途上の社会に対する解答となりうるかどうかは、後で述べるように、疑問の余地がある。第二に、ヒトゲノム計画の進展は、DNAと人間解釈を過剰に結びつける傾向を刺激してしまうことから、逃れられないからである。現在も社会には、そのような思い込みからくる行き違いがいたるところにころがっている。

出生前診断による中絶をどう考えるか

「危機イメージとしての優生学」が意味していた主要課題の一つは、出生前診断による中絶の是非論に集約されてきた。

この問題に対する原則は、八〇年代を通して、以下のように整理されてきた。検査は、いかなる威圧的な空気もないなかで自発的に行われ、検査を受けたカップルの自己決定によってのみ以後の決定はなされ、検査の前後に十分なカウンセリングを受けることができ、カウンセリングには絶対に指示的要素が混入してはならない。

優生社会への危機を重視する立場、本書の著者では市野川容孝や松原洋子がその立場なのだが、そのような立場からすると、このように問題を整理すること自体が、問題の矮小化に当たることになる。なぜなら、自己決定の概念をこのように運用することは、社会的な誘導がないようにみえても、個々の先天性疾患に関する情報提供や障害者に対する社会的支援が不十分な現実においては、障害胎児の中絶を迫る優生政策と同じ効果をもつからである。そのような批判の下でなお、カップルの自己決定に一切を委ねること、これが現在の先進国の社会が到達した課題への解答である。

このような考え方においては、かつての集団遺伝学者のように、人間集団を遺伝子プールとみなし、そこでの疾病遺伝子の頻度(集団における遺伝子が存在する頻度)に関心を払ったり、疾病遺伝子のスクリーニングを行う費用と出生後の生涯にわたる治療費の総額との対比から、コスト・ベネフィットを計算する、社会的効率に焦点を合わせるといった、優生学に似た発想は、著しく希薄になっている。あくまで個人の選択として問題が立てられている。

それは、少なくとも理念的には、先進社会が、障害も個性のうちと考えるまでになったからであるが、このような意識に達したのは最近だということも心に留めておく必要がある。いまもなお、出生前診断を先天異常疾患の予防手段として推奨し、異常が見つかれば中絶を当然視する態度を隠さない研究者や医者も少なくない。

たとえばイギリスでは、七〇年代までは二分脊椎の発生予防として羊水穿刺《せんし》が推奨され、この結果、患者の発生数が劇的に抑えられてきた。

また、日本であまり知られていないが、出生前診断を予防手段として積極的に導入した例としてキプロスがある。

この国では、βサラセミアというメンデル劣性の遺伝性貧血の遺伝子頻度がきわめて高く、人口七〇万人のうち一七パーセントがこの病気の原因遺伝子をもっていると計算されていた。そこで、医学者が中心となってキプロス・サラセミア・プログラムが組織され、まず大規模な啓蒙教育が行われた。そのうえで一九七七年以降は出生前診断と中絶が推奨され、八〇年代に入ると、キプロス教会がヘテロの保因者(父母の片方だけから病気の遺伝子を受け継いでいるため本人は発病しない)同士の結婚を思いとどまらせる目的で、結婚許可証の採用に踏み切った。理論的には毎年六〇人前後のホモの因子をもつ(父母双方から病気の遺伝子を受けついだために発病する)新生児が生まれてくる計算だったのが、これによって、八八年以降は発生をゼロに抑えてきている。

このキプロスの例は「遺伝病の発生予防の成功例」として、しばしばあげられてきている(詳細は、*Ethics and human genetics;* Council of Europe Press, 1994)。

また、ほとんど同時期にアメリカでも、東欧系のアシュケナジー・ユダヤ人に多いテイ・ザックス病という遺伝病に対して、出生前診断と中絶によって劇的に発生を抑えこんだ例がある。

今日からすれば、このような遺伝病対策は優生学的熱狂ともみえるが、当時の関係者はみな善良な人たちであり、これらのプロジェクトも、まったくの善意で行われてきたのである。

このようにある社会において、遺伝病の病態、技術の水準、遺伝病に対する態度、宗教的伝統、経済水準などの要因が重なれば、ある時期には、集団スクリーニング、宗教指導者による結婚の誘導、選択的中絶などが、合理的な疾病対策として受け入れられることもありうるのである。言い替えれば、国の近代化過程のある段階では、一種の必然として、あるタイプの優生政策に急接近する時期があることを、善悪の判断とは別に心に留めておく必要がある。

中国の優生政策

問題は、これをどう考えるのか、ということである。キプロスの例を考えると、この国が欧州のなかでは発展途上国であることが、一つの鍵になる。

現代世界は、近代化過程のただなかにある発展途上国と、ポストモダン社会を実現してしまった先進国とが併存する、モザイク状態にある。異なった経済の発展段階にある社会は、それぞれの社会に見合った異なった価値体系の下にある。具体的には、われわれとは別の、権力行使のあり方、人権概念、専門性の権威、民主化の様式、という社会の構造のなかにある。現代では、世界のすべての社会でほぼ同時に、新しい技術を利用できるようになった。一方で、グローバル化にともない、個々の社会が自身の価値規範にしたがって最先端技術を使用するありさまも、他の社会に瞬時に伝達される。その結果、南北の価値規範の落差が耐え難いほど大きいことが明らかになり、両者が衝突する場面も出てくる。

先進社会では、先端医療の急速な発達にあわせて、ほぼ八〇年代中に、「生殖の自決権」の一部としての自己決定の原理に基いて、問題整理が図られてきた。しかし、自己決定にすべてを託するような規範を、現段階で、世界中にあてはめようとすると、軋轢《あつれき》が生じることになる。

その例が、中国の優生政策に対する欧米研究者の反応であろう。五年ごとに開かれる国際遺伝学会は、一九八八年の時点で、一〇年後の開催地として北京を選出した。九三年のバーミンガムで開かれた第一七回大会の評議員会で、この件は採択ずみであった。九三年一二月、中国政府が優生政策を織り込んだ「優生保健法」案を作成したことに対し、九四年一月六日号の『ネイチャー』は、巻頭評論で痛烈に批判した。しかし、九四年一〇月二七日、全国人民代表大会常務委員会は、当初の草案を一部修正した「母子保健法」を採択、九五年六月から施行されることになった。

もともと中国の八二年憲法は、人民に優生的配慮に努めることを求めており、中国社会が優生政策を掲げていることは、よく知られた事実であった。ただし改めて国際遺伝学会が問題視したのは、次のような条項であった。

「同法第八条 結婚前の健康診断は、深刻な遺伝病、伝染病、関連する精神疾患への検査、を含み、医療当局は婚前健康診断書を発行する。第一〇条 婚前健康診断の後、医師は医学的見地から養育するに不適当と思われる深刻な遺伝病を発症すると診断された男女へ医学的な助言を与える。両者は長期にわたって避妊するか、不妊手術を受けることに同意して初めて結婚できる。第一六条 子供をもつ年齢にある婚姻した夫婦が深刻な遺伝病を発病する可能性を発見、もしくはそれが疑われた場合、その夫婦は医学的助言に基づき、しかるべき措置をとらなくてはならない。第一八条 産前健康診断を通して、胎児が深刻な遺伝病であるか、その可能性があるか、もしくは妊娠の継続が妊婦の生命を脅かし、または妊婦が深刻な病気のために健康が著しく損なわれると判断された場合には、医師は夫婦に対して中絶のための医学的助言と説明を与える……。」

この法律に対し、欧米研究者からは、感染症までも含む過剰な公衆衛生、その明確な優生思想、なかでも強制的性格に非難が向けられた。中国政府はなぜ非難されるのか、その意図がわからず、日本にも優生保護法があるではないかと反論したりした。国際遺伝学会の理事会は、九八年八月に北京で開かれる第一八回大会のボイコットまで匂わせたが、その後、国際学会と並行して「優生学の科学と倫理」というワークショップを行うことで妥協が成立した。大会そのものはたいした混乱もなく終了したが、イギリス、オランダ、アルゼンチンの学者は、結局、ボイコットを貫いた。欧米と中国の研究者がワークショップで話し合った結果、中国側は、非難は欧米の政治的な中国バッシングの一部ではないかと考えていたことが判明した。

もともと中国の遺伝学関係者は、患者に対して指示的もしくは教唆的助言をする傾向が強いことが確認されている。たとえば、中国の四〇二名の遺伝学関係者へのアンケート調査では、次のような結果が出ている。

「どのようなカウンセリングを行うか」という問いに対して、重度の脊椎破裂では八五パーセントが中絶を、嚢胞《のうほう》性線維症では八二パーセントが、21トリソミー(ダウン症候群)では九〇パーセント、ハンチントン病では七三パーセント、鎌状赤血球貧血では六七パーセント、フェニールケトン尿症では六八パーセント、HIV感染は六二パーセントが、中絶を勧めるとしている。九〇パーセントの遺伝学関係者が、遺伝カウンセリングの重要な目的は、集団における有害な遺伝子の数を減らすことだとし、九五パーセントが深刻な疾病の危険性が高い人間は、出生前診断と選択的中絶を行わずに子供をもつべきではない、という考え方に同意している(X.Mao & D.Wertz; *Clinical Genetics*, 第五二巻一〇〇号、一九九七年)。

ここには、近代化政策の一つとしての優生政策への確信と、共産主義中国としてのプラグマティズムが重なっているように見える。

北京のワークショップでは、最終的に次のような声明が採択された。

一、各国は、善を行い害をなさないという意志に基づく倫理諸原則を共有しており、これは多様な方法で実行しうる。

二、新しい遺伝学的技術は、個人による生殖の選択のための的確な情報として用いられるべきであり、公共政策や強制の手段として用いられるべきではない。

三、生殖の決定の際の遺伝カウンセリングと助言はすべて、情報を与えられたうえでの選択(informed choice)でなければならない。

四、遺伝カウンセリングは、カップルと家族の利益のために行われるものであり、集団内の有害な遺伝子の頻度にはほとんど影響は及ぼさないものである。

五、優生学という言葉はあまりに多様な意味に用いられており、もはや科学論文で用いるのは不適切となっている。

六、遺伝学的見地から保健政策を立案するときには、あらゆるレベルで国際的で学際的な情報交換が行われなければならない。
七、遺伝学的見地から保健政策を立案する政策担当者は、健全な科学的助言を求める責任がある。
八、遺伝学者は、医師、政策担当者および一般市民に遺伝学とその健康に対する関係を教育する責任がある（*Nature*, 一九九八年八月二〇日号）。

一読して、この説明が、別次元の二つの原理の妥協の産物であることがわかる。その一つは、(先進国側の倫理である)指示的ニュアンスが一切ない遺伝カウンセリングと自己決定が世界の基本原則であるということ、もう一つは、独自の政策を立案できる国家主権、ということである。

遺伝子資源という考え方

欧米先進国とそれ以外の国々との価値観の落差については、もう一点言及しておくべきことがある。それは、遺伝子資源という問題である。

生物医学の研究でも、多様な遺伝子資源は不可欠である。そして、その多様性は、生物資源と同様、人種的多様性の面でも、発展途上国のほうが一般的には豊富である。ところが、これらを資源として開発し利用する能力は、先進国に偏在している。

ヒトゲノム計画の一部として、消えゆく少数民族の血液を収集するプログラムがはじまったが、これは、血液を神聖なものと考える人たちからは厳しく批判されている。生物多様性条約では動植物の原産国主権が認められたが、もちろん人間の遺伝的多様性はこれには含まれていない。先進国では、DNAのサンプル採取は、インフォームド・コンセントと金銭的無償が原則となっている。金で研究のための人体素材を集めるのは、非道徳的と考えられるからである。

しかし、これを南北という文脈に置いてみると、発展途上国の住人が一方的に研究資源を提供し、先進国の研究者や企業だけが利益を得ることになってしまう。発展途上国側の生物資源の一方的な提供は、生物収奪(バイオパイラシー)と呼ばれ、この傾向は拡大する方向にある。ヒトゲノムは人類共通の遺産であるとする以上、先進国の企業があげた利益のいくぶんかは発展途上国社会に還元すべきだとする主張が出てきている。

ヒトゲノム計画の急展開

九〇年代末になり、ヒトゲノムをめぐる事態はさらに新しい展開をみた。ヒトゲノム計画が誰も予想しなかったほど速く進んだからである。これは、高速の自動解読装置が開発されたことと、C・ベンターという人物の出現によってもたらされたと言ってよい。

NIHのヒトゲノム計画の研究者であったベンターは一九九二年に辞職し、製薬企業から資金を得てゲノム解読会社を設立した。数種の微生物のゲノムを独自に解読した後、九八年にセレラ・ゲノミック社を設立、三〇〇台の高速解読装置を並べて、二年間で独力でヒトゲノムを解読すると表明した。これは意表をついた宣言であった。

これに対して、私企業によるヒトゲノム情報の囲い込みを恐れたアメリカ政府プログラムの側は、解読終了予定を二〇〇五年から二〇〇三年に前倒しし、二〇〇〇年六月二六日には、全解読の八五パーセントにあたる暫定版を公表した。同日、セレラ社は一人分の全配列を初めてまとめたと発表した。しかし、その解読精度には、一部で疑問が出ている。

セレラ社の企業戦略は、ヒトゲノムの基準配列は公開しながら、これを基盤にして遺伝子機能の解析や新薬の開発探査のための応用ソフトを同時に開発し、その高額な利用料で収益を上げようというものである。

セレラ社は、随時公開されている政府資金によるゲノム解読の結果も取り込んでその解読成果としており、ヒトゲノムは人類共通の資産であり、かつ官民協力が効果的であることは認めている。だがアメリカ政府からは、解読結果を即時公開し、公的なゲンバンク (Gen Bank) に統合することを求められており、六月二六日、クリントン大統領は、政府プログラム代表とベンターを招いて、両者の間での協力を約束させた。

バイオインフォマティックス

このようにゲノム解読がどんどん進んでくると、遺伝学研究の意味やその手法、そしてDNA観も激変させてしまう。

たとえば、従来の遺伝学研究では、ある形質の原因遺伝子を追い求め、その位置を染色体のなかに見つけることが主たる目的であった。しかし全ゲノムのほうが先に解読されてしまう事態も出てきたため、そこからコンピュータのパターン認識で遺伝子とおぼしき配列をすべて洗い出し、その後で個々の遺伝子の役割を解明していく、「逆遺伝学」とも言うべき方法が可能になった。

このような事態は、「DNAは生命の設計図」という旧来の比喩を無効にしはじめている。ゲノム解読の先に見えてきたものは、かっちりした設計図ではなく、膨大な数の遺伝情報が漂う広大な海原であった。これはある面で、ヒトゲノム解読が提案されたときに人々が抱いた漠然とした不安を解消するものである。個々人の遺伝情報の詳細が明らかになっていけば、個々人の未来がすべて予言されてしまう、という恐れは、いまも論理的には正しい。とくに遺伝病因子の検査がもつ意味はこれに近い。しかし、ほとんどの場合、その内容はさまざまな遺伝子の組み合わせとして表わされるものであり、残る人生に比してその組み合わせは天文学的な数になる。そうなると、何も言っていないのと同じことになってしまう。「有限ではあるが膨大な遺伝情報の海」というゲノム観は、われわれを古典的な遺伝決定論や遺伝の宿命論から解放する可能性を秘めている。

数学的には有限ではあるが、人間的な感覚にとっては無限とみえる情報の海、このような次元の情報を扱うのに、コンピュータは最適である。こうしてゲノム情報は必然的にすべて直接コンピュータ内に取り込まれ、大量の遺伝情報の蓄積と同時処理によって、科学的に意味ある結果が抽出されることになる。ゲノムという生物学的自然とこれを扱うコンピュータ処理、そしてその結果を受けとるわれわれとの間には、いわば「大数の法則」が介在している。ゲノムは、古典的な遺伝子と形質の一対一対応の遺伝のイメージとは、かなり違う像を表しはじめており、これがゲノム時代の遺伝学的光景なのである。

コンピュータ内に存在するゲノム・データを基盤に、さまざまなコンピュータ内実験がすでに始まっている。これまで行われてきた生物学実験は、試験管内でのそれを in vitro、生体内での実験を in vivo と呼んできた。これに対して、この種のコンピュータ内実験もしくはシミュレーション計算は in silico の実験と表現されはじめている。たとえば、未確認の遺伝子が作るタンパク質の構造や機能をシミュレーション計算で推定したり、多数の遺伝子の反応ネットワークや、細胞質内の分子生物学的な反応連鎖を計算実験として行うことまでが可能になり、これは特許の申請方法にも影響を与えはじめていると言われる。

こうして、高速のDNA解読装置が生み出すゲノム・データと、他領域の生物情報をコンピュータのなかに写しとり、大量の情報を同時処理することで生物学的認識を一気に拡大しようとする、バイオインフォマティックス（生物情報学）という新領域が誕生した。

基礎データすべてを体系的に情報システムの側に写しとり、サイバー化、バーチャル化した生物的自然を扱おうとする考え方は、ゲノム研究から始まって、免疫学・発生学・脳神経研究・

疫学・医療情報・生態学・分類学・進化論など生命科学の全領域に広がってきている。宇宙探査や地球温暖化、リスク評価、非臨界核実験などまで視野に入れれば、コンピュータ内への自然の直接的な写しとりという方法論的転換は、自然認識とは何かという科学研究の根本にまで関わってくる問題である。近い将来、科学論や科学哲学の書き換えも必要になるだろう。

先に述べた、ヒトゲノムを独力で解読しようとするセレラ社は、このバイオインフォマティックスに商機を見出した、ゲノム・ベンチャーの典型である。そしてここにあるのは、「ゲノム創薬」と呼ばれるアイディアである。

これまで製薬企業は、新薬の候補の探索・効能の確認・安全性実験などに莫大な資金を投入してきたが、それを行うのにこれといった基礎理論があるわけではなかった。

しかしヒトゲノムがすべて解読されてしまうとなると、まがりなりにもこれを新薬開発のための足がかりにすることが可能になる。これまでに、生体内の生化学的・分子生物学的反応については、個々に莫大な情報が蓄積されてきている。また、がんや免疫、さまざまな慢性疾患や脳神経系の病気についても、分子レベルでの解明が進んでいる。これらをゲノム情報という大枠のなかで対応づけることで、新薬候補のスクリーニング・薬効の研究・薬の設計が可能になるかもしれない。少なくとも、医薬品開発の研究効率を上げる可能性はある。そのためにも、ゲノム配列の微細な変異と、人間の生物医学的な反応の対応関係に関して、大量のデータを収集し処理する必要が出てくる。このような遺伝医学研究の構造的変化の結果として、必然的に起こったのが、次に述べるアイスランド・プログラムである。

アイスランド・プログラム

一九九八年一二月一七日、アイスランド議会は、賛成三七票、反対二〇票、棄権六票で「保健部門データベース法」を可決した。欧米の遺伝学関係者がうろたえ、批判し、危険視した、世界注目の法律である。

アイスランドは人口二七万人の小国である。九世紀ころ、俗にバイキングと呼ばれるスカンジナビア人とケルト人たちが移り住んでできた国だが、それ以来、あまり人種的移動はない。しかも九〇パーセントがルター派の信者で、婚姻関係と家系がよくわかっており、高学歴で、保健サービスも整い、大きな人体組織バンクをもち、世界第二位の長寿国である。このような集団は、病気に関連するDNA変異を見つけ出すのには格好の巨大集団であり、貴重な研究対象であることになる。

この法律が成立したことで、アイスランド政府は、デコード・ジェノミック社に対して整備中の遺伝情報・家系情報・医療情報を包括するデータベースに関してその後一二年間、独占的使用権を与えることになった。

デコード社の社長、K・ステファンソンはアメリカで学位をとり数年間働いた後、アイスランドに移り住み、一九九七年秋からこのアイディアを採用するよう、保健大臣に対して説得してきた。デコード社の企業目的は、「人間の遺伝情報を活用して健康と疾病に関する新しい知識を獲得し、製薬企業や医療研究機関と協力してこれらの知識を、疾病の発見・治療・予防のための新しい方法につなげること」とされている。そのための具体的方法として「一つは、一般的な疾病の発病に関わる原因遺伝子を同定することであり、もう一つは、GGPRという大データベースを構築することである。このデータベースには、遺伝型、家系、大半のアイスランド国民の保健記録すなわち遺伝の表現型、そしてアイスランド医療福祉システムにおける使用経費が包含される。GGPRは、疾病管理、治療効果の測定、コスト効果計算、また原因遺伝子のコンピュータ内マッピングの道具として商業利用されるだろう」としている。すでにスイスに本社がある巨大製薬企業、ホフマン・ラ・ロッシュ社と、五年間で一二の病気に関して二億ドルをかけて共同研究することで契約をすませている。

一九九八年三月に上程された最初の法案は、いったん否決された。その後、保健大臣と社会保障大臣が任命する作業委員会を置き、ここが新しく法案ドラフトを発表した。しかしこれに対しても、医師会、国家データ監視委員会、がん協会、精神科医連合、消費者連合などから、批判的なコメントが殺到した。九八年九月の国際データ保護学会では、EUデータ保護委員会や欧州各国代表が、アイスランド代表に対して、法案をとくにインフォームド・コンセントの問題で見直すよう勧告する事態にまでなった。

最終的に成立した法律では、個人の医療データは医療施設ごとに保管し、全国レベルでは個人が同定できないかたちでデータを統合し、個人が拒否すれば、データベースへの統合が撤回されることになった。また、独立の管理委員会が置かれ、データの運用情況を一元的に管理し、提供企業との契約金の交渉もここが行うことになった。ちなみに、このデータベースの構築には、四〇〇〇万―一億七〇〇〇万ドルが必要だと見積もられている。

アイスランド・プログラムに対しては、欧米知識人たちから強烈な批判がなされた。家系の秘密の売り飛ばし、国民の健康は売り物ではない、モルモット国家……など散々で、とくに国民レベルの保健・医療・遺伝情報を金と引き替えに特定の私企業に利用させる点に、非難が集中している。

国際法からみると、アイスランドはEU加盟国ではないため、一九九五年の個人情報保護指令を守る義務はない。このEU指令では、個人データ、なかでも保健と性生活に関する個人データは、明確な本人の同意がある場合を除いては、編集してはならないことになっている。ただし、アイスランドは「人権と生物医学条約（バイオエシックス条約）」には署名しており、その第二条の、社会や科学だけの利益は、個人の利益と福祉を凌駕しえない、また第一〇条の、何人も保健に関する個人情報を尊重される権利をもつ、という条項に抵触する恐れは大きい。

二一世紀における優生学的危険とは何か

「二一世紀は生命科学の時代である」と言われる。それはすなわち、生物一般はもちろんのこと、とくに数十年前までは不可触と思われていた人間の遺伝子をはじめ、細胞や細胞系・脳神経系・生殖細胞・器官組織系や幹細胞・免疫系などに向けて莫大な研究費が再投入されるということを意味している。言い換えれば、われわれの肉体がいわば「内なる自然」としてフロンティアとみなされ、研究資源が大規模に振り向けられるということである。これまでの「自然」とは、外部環境を意味する「外なる自然」であった。これに対して「内なる自然」とは、人体組織からDNAまでを含む新しい概念である。この新しい自然が注目されたのは、現時点において、開発に見合う新しい技術が確保されたようにみえるからである。そのフロンティアは、ヒトゲノム計画がまず切り拓いたと言ってよい。

先に述べたように、ヒトゲノム計画によって遺伝学研究の意味と内容が変わり、バイオインフォマティックスなどの領域が生まれた。加えて、九〇年代末には、遺伝学とは別に、哺乳類のクローン操作やヒト胚性幹細胞(人間の初期胚から分離され、あらゆる組織に分化できる細胞)の確立など、発生工学での技術的展開もあった。

だがそれは他方で、「内なる自然」をどう解釈し、その操作の可能性をどこまで許すのかという文明論的課題に直面することでもある。客観的にみて、われわれは、優生学が危機モデルとみなされるようになった七〇年代よりも、そして、実際に優生学が大流行した二〇世紀前半よりも格段に、優生政策に動員可能な多様な技術を手中にしている。人間の遺伝的改善や生物学的操作への誘惑こそ、二〇世紀を通して優生学の名で指し示してきた危険のはずであった。だからこそいま、優生学的課題とされてきたものの核心を、改めて抽出し直す必要がある。第一に考慮すべき点は、先に述べた、ゲノム解読遺伝学の変貌である。現在の遺伝学研究がコンピュータ処理と結合して初めて意味をもつ、「大数的自然」を対象としているということの意味合いを、確認することである。

たとえばゲノム時代の福音とされるものに、個々人の体質に合わせた「テーラーメイド医療」がある。これについてはすでに、次のような可能性が考えられはじめている。個人の遺伝的体質に関してDNA診断チップで数千項目をスクリーニングにかけ、その結果からさまざまな病気の可能性について、発病の時期とその進行シナリオが計算される。問題となる時期にタンパク質の質量分析と大規模タンパク＝タンパク相互作用をスキャンして発病をチェックしながら、分子レベルで問題の病気のサブタイプを明らかにし、本人の遺伝的特性を勘案しながら全治療過程をコントロールしていくのである。病状判断とその予測、最適の治療メニューとその評価はコンピュータが数値としてはじき出すのだが、それは一種の予測生物学のかたちをとることになる。このような医療は薬剤の副作用を避け、医療資源の効率的使用を進めるとされている。これらの計算による評価の基準は、第一に個々人の生活の質に、そして第二に延命におかれることになる（C. Sander; *Science*, 二〇〇〇年三月一七日号）。

考えてみれば、医師が患者の体質に合わせて治療方針を調整するのは当たり前のことであり、漢方では当初から人間の体質をタイプ分けして、薬剤の調合を細かく変えてきた。テーラーメイド医療は、経験に頼ってきたその一部に個々人の遺伝的特性に合わせることで、科学的根拠(science-based)を与えようとするものでもある。これらはまだ理論上のものにすぎない。しかし、われわれはすでにポストゲノム時代を生きはじめているのであり、このような医学の流れを無視すべきではない。

第二に、このような個々人の遺伝情報が大量処理されることが予想される以上、これを厳格に保護するための方策が案出されなくてはならない。よく指摘されるように、このような状態が広まれば、保険・就職・就学・結婚などの場で、遺伝を理由とする差別が起きる危険が増すからである。このような事態はこれまでの社会理論では想定外のことであり、既存の概念や制度で対処できるという保証はない。だから想像力を極力たくましくして、課題を洗い出してみる必要がある。

ただし、この種の議論がなされる場合、課題設定のあり方や対処の諸原則が、アメリカ社会を前提としていることが少なくないということに注意する必要がある。

確かに、アメリカ流の個人の自己決定、インフォームド・コンセント、個人情報の保護などの考え方は、普遍的なものとして、他の先進国でも受け入れられつつある。しかし、たとえば、医療保険を契約する際に遺伝子診断が求められ、これによって遺伝的差別が起こる可能性は、国民皆保険が実現している日本ではありえない。情況は欧州の諸国でも同じである。アメリカは、国民全体をカバーする公的医療保険が存在しない、先進国の中でも例外的な国なのである。

アメリカの企業では従業員組合がグループ医療保険を購入している場合が多いから、高額の医療費がかかる人が転職しようとしたとき、その企業の従業員組合が加入に難色を示す恐れが、理論上でてくる。だからこそクリントン大統領は、二〇〇〇年になって改めて、行政関係機関で遺伝的理由で社会的な差別が行われてはならないとする大統領令を出したのである。このようなアメリカで噴出する遺伝的差別と、日本のそれとは社会構造上も違うはずであり、日本における差別の構造を明らかにしたうえで、対応策を考える必要がある。

第三に、このアメリカ社会の特徴はまた、技術使用についての思想に関わる問題でもあることである。アメリカ社会には、技術使用の場にも個人主義的・自由主義的思想が貫かれている。あらゆる医療関連技術は、自己決定と自己責任の原則に立脚した、個人の選択の幅を広げる医療サービスと考えられ、関連技術が開発されればときを置かずに商品化されることが多い。むしろ、自己決定は、自由市場化を正当化するものであったともみてよい。

その典型が、遺伝子診断サービスの商業化である。一応は医師を介して依頼することにはなっているが、アメリカでは、遺伝子診断技術を開発した研究者が、そのままベンチャー企業を起こし、大型の遺伝子解析ラボを整えて大量に遺伝子診断を行う例が少なくない。この診断サービスは、自分の健康情報が欲しいという消費者ニーズに応える、新興の有望産業とみなされている。しかし実情は、個々の遺伝子診断の医学的意味も正確に説明されないまま結果だけが個人に告知される例も、少なくない。このことさえ、消費者ニーズに沿うものとして正当化される傾向がある。これは、見方を変えれば、新しい型の「不安産業」（人々の不安をあおることで成り立つ産業）を鼓舞し、これによる経済成長をよしとすることにもなる。

第三者に害を与えない限り個人の行動は拘束されない、とするラジカルな自由主義が、アメリカ社会の基本にあり、これが自己責任と消費者のニーズという概念で正当化されるとなると、個人の意志で、自身や生まれてくる子の生物学的改造や遺伝的質の選択を行う、個人主義的優生学を認知しようとする方向がでてくる。その典型例が、ペンシルベニア大学のバイオエシックス・センターのA・キャプランらが書いた「優生学の何が非倫理的なのか」(*British Medical Journal*, 第三一九巻、一九九九年一一月一三日号）という評論である。

このなかで彼らはこう主張している。過去に起こったことと未来に起こるであろうことは決定的に違う。ある集団の遺伝的改善を構想すれば、必ず個人とは別の権威が存在し強制力が伴うことになる。しかし個々人の生殖の自決権として考えれば、事態はまったく違ってくる。親は、それぞれの宗教的信念や職業や習慣に従って、教育を介して、子供を自身の理想に合致させてきた。また、これまでアメリカ社会では、美容外科や心理分析やスポーツ医学の専門家がさまざまに肉体に手を加えてきた。ならば、なぜ親が自身の理想像に従って子供の遺伝的質を求めることをしてはならないのか。個人的な優生学的追求を非難する倫理原則は見当たらないようにみえる……。

優生学の悪を強制的であるか否かで区分するのは、歴史的にも意味がない。むしろここでは、アメリカ流の個人主義や自由主義が技術使用の場で貫徹されれば、必然的にこのような結論になってしまうという、単純な事実を認めるべきであろう。

この点をはっきりさせるためには、欧州社会の対応をみるとよい。個人の自己決定権とプライバシー権を至上とするアメリカの人権概念と違って、ヨーロッパの人権概念は、個人の自己決定に重きをおきながらも、人権や人間の尊厳そのものを維持するため、それに一定の制限を加えてもいる。例えば、アメリカのいくつかの州では商業的な代理母が認められているが、フランスやドイツでは、公共の秩序や、生まれてくる子どもの幸福という観点から、商業的か否かにかかわらず代理母を禁止している。遺伝情報の扱いに直結する技術の使用についても、これを個人の自己決定にのみ委ねることには大きな抵抗があり、その使用を規制している。また、これらの理念を国際的に確認するため、ヨーロッパ規模で「人権と生物医学条約」を発効させている。この条約では、例えば、遺伝病の発症前の遺伝子診断は、保健もしくは保健研究の目的以外では行わない（第一二条）として、技術の使用をあらかじめ限定している。

しかし、これらの優生学の是非論はなお、問題の核心を直視していないきらいがある。それは、かつて優生政策として断種の対象にされた大半が精神疾患の患者であったという事実である。精神疾患は子育てや通常の社会生活が不可能という「社会的・優生的」理由から精神病院の退院の条件として断種が行われる例が実際には多く、この場合、個々のケースが本当に遺伝性であるかどうかは重要ではなかったのである。今後ヒトゲノム研究が進めば、中枢神経系の分子生物学的な解明が進むことが確実で、われわれは早晩、いちばん直視したくない難題に直面することになる。

ワトソンの発言

一九九六年、ヒトゲノム計画の推進者でもあり、DNAの二重らせんモデルの提唱者でもあるJ・ワトソンによって、ある問題発言がなされた。彼はいま、アメリカにおける遺伝学研究の一大中心地であるコールド・スプリング・ハーバー研究所の所長であるが、ここは、第一章で述べたように、戦前まで優生学研究の一大中心地であった。ワトソンは、自らのこの運命的な立場を凝視し、ヒトゲノム研究と優生学との歴史的関係を徹頭徹尾明確にしておくことの必要性を痛感して、一九九六年の研究所年報に「遺伝子と政治」という論文を発表したのである。

この論文でワトソンは、戦前の欧米における優生学史をアメリカとドイツを中心に詳細に総覧したうえで、遺伝研究の成果を遺伝病対策を含む人間福祉のために応用するのはごく自然であり、これを遂行するためにも過去の優生学の実像から目を離さず、これを心に刻みつけるべきだと主張している。

「人間としてわれわれの世界が、ナチス時代のような堕落した行動に対して免疫力を獲得したとは確信できないから、これらの〔ヒトラードイツのような〕恐ろしい過去をわれわれの意識から欠落させるようなことがあってはならない」。

だが、その語り口は彼一流のたいへん率直なもので、他の人間なら言わないであろう表現にまであえて踏み込んでいる。結論の部分で彼はこう言っている。

「遺伝学が社会のために何ができ、何ができないか、を大衆に向かって説明しようと進み出る人は必ず、それは現代版ヒトラーの再来だと考える人間の反対に出会うことになる。しかし、われわれは何もかもヒトラーと同じだとする非合理な落とし穴に陥ってはならない。〔中略〕ヒトラーがドイツの精神病患者を扱ったやり方〔安楽死〕は文明社会では犯罪であり、彼には非倫理的という言葉を投げつけよう。しかし遺伝学それ自体が悪であるということはありえない。われわれがこれを用いたり悪用する場で、倫理の問題が発生するのだ」

人間の遺伝子の半分は、脳の発達や機能と関係しているという。今後ますます人間の脳神経系の遺伝的・分子的・細胞学的機構が詳細に明らかにされていくだろう。しかし、これらの知見が人間の知能や行動と結びつけられるとき、本来は生物学の外側にあるはずの特定の価値観が混入しやすい。

一九九三年一〇月二二日号の『サイエンス』誌に、オランダとドイツの研究チームが、MAO－a（単アミノ酸酵素A）欠損症の原因となる遺伝子が、性染色体X上にあることをつきとめ、論文として発表した。MAO－aは脳内物質のセロトニンなどを分解する働きがあり、その働きを阻害する薬剤が現在、抗うつ薬として用いられている。論文の中で研究チームは、MAO－a欠損と遺伝子の関係を事実として明らかにしたのだが、同時に、この欠損症の男性の特徴として「知能が低い」「露出癖がある」「放火未遂の経験がある」といったことを並べ立てた。

ドイツの遺伝学者で、HUGO（ヒトゲノム機構）の倫理委員会のメンバーでもあったベンノ・ミュラー＝ヒルは、この論文が発表されるや即座に痛烈な批判を行った（「暴力のヒト遺伝学」『フランクフルター・アルゲマイネ』紙、一九九四年三月三〇日号）。自著『殺人的科学』（一九八四年、邦訳『ホロコーストの科学』岩波書店）で、ナチズム期の優生政策と安楽死計画の実態を明らかにしたミュラー＝ヒルは、遺伝研究がこのような方向で進むことに大きな危惧を覚えた。

ミュラー＝ヒルは、MAO-a欠損が遺伝によって生じうること、その原因となる遺伝子がX染色体上にあることを否定しているわけではない。そのことに同意したうえで、しかし、その表現型として「逸脱」行動をあげることは絶対にしてはならないと批判したのである。MAO-a欠損に遺伝的要因があり、そして行動のレベルで何らかの特徴があるとしても、その行動を「逸脱」と見るかどうかは社会の価値観に由来するのであって、事実の解明にのみたずさわる遺伝学の及ぶところではない。そうした価値観をすべりこませて「攻撃性遺伝子」なるものを捏造することのほうが、はるかに「暴力的」である、とミュラー＝ヒルは主張した。

ヒトラー出現以降の世界に住むわれわれは、人間の価値や反社会的行動の原因を生物学の次元へ還元してしまうことの危険をよく知っており、事実そのような警句は繰り返し発せられてきた。ここでもう一度整理しておくと、その危険とは、IQの遺伝子や、犯罪傾向の遺伝因子や、反社会的あるいは暴力的な遺伝子などという、生物学のレベルとは対応関係のない、その意味でありもしない遺伝因子を想定したり、人間の社会的行動を説明づけしようとする生物学概念へ人間解釈を還元してしまったりすることである。それは、人間解釈の浅薄さ以外の何ものでもなく、このような言説に対しては感度を鋭くして、ていねいに批判しつづけていかなくてはならない。

同時にわれわれは、飛躍的に研究が進むであろう脳神経系の生物学の研究成果を常時モニターし、ここから引き出されてくる脳神経系の疾患のしくみを正確に理解するようにすべきである。科学的にも倫理的にも妥当と思われる治療や予防の手段については、これを受け入れていくだけの洞察力と理解力をあわせもたなければならない。しかし、それ以前に、正確な医学的意味が理解されないまま、また科学的意味が未解明のまま、遺伝子診断がサービス産業として拡大していくことの非合理と無責任さは、何より科学および医学の立場からもっと問題視されてよいだろう。

ただし、医学史研究・医療人類学などが明らかにしているように、何を「疾患」や「障害」とみなすのか、また「疾患」や「障害」にいかに対応すべきなのかについては、文化や価値観、あるいは「疾患」や「障害」をもつ当事者であるか否かなど、さまざまな要因が関わってくる。科学や医学の研究成果を正確に理解するとともに、その成果が人間社会に発信される場面でいかに意味づけられ機能するかという面も、監視しなくてはならない。

科学的に妥当でかつ理性的な人間観を社会に向かって供給し続けることは、たいへんなエネルギーを必要とする作業である。しかし、これを避けていては、人間的な近未来社会はやってこない。それだけの文明の転換点に立っているのである。

われわれはいま何に向かいあっているのか

世紀の代わり目のいま、近未来の優生学的危険を展望するとき、根本的な問題はまず、先に指摘した先進国と発展途上国との二極化がより顕著になる恐れがあることである。少なくともわれわれはいま、世界の二層化と二重基準（ダブル・スタンダード）化という現実に正確に向き合う必要がある。

先進社会では、集団としての遺伝的劣化を恐れる優生政策がゾンビのごとく再生してくる恐れは小さいだろう。出生前診断についての感覚は、いま先進国はある調和状態にある。欧米社会では、七〇年代に至って女性の立場からの中絶の自由化が実現した。これを象徴するのが、一九七三年のアメリカの連邦最高裁の中絶自由化判決である。しかしこの判決は、当時あまりにもラディカルなものと映ったため、中絶の賛否論争に火がつき、これは今日に至るまで鋭く意見が対立する政治課題になっている。その結果、道徳的には中絶は勧められないが、胎児に重い先天異常が見つかり女性の自らの決断による中絶であればいたしかたない、つまり中絶が許されうるケースが、出生前診断による選択的中絶とみなされるようになった。七〇年代にはこうして重度先天異常の有力な発生予防の手段として、出生前診断が推進されるようになった。

しかし日本では、重度障害者の社会保障がきわめて遅れていたため、障害者の家族に過重な負担がかかり、またこれを社会の側もいたしかたないものとみる空気があった。そんななか、七〇年代の初めに脳性マヒの障害者の団体「青い芝の会」が先鋭的な異議申し立てをし、出生前診断をナチスと同根の障害者の事前抹殺につながるものと指摘した(第五章参照)。彼らは、このとき世界的に巻き起こったラディカルな異議申し立て世代の主張に似て、問題のありかを鋭く指摘する一方、「われらは解決を求めない」という立場をとった。これは哲学的と言える問題提起であり、日本では、出生前診断に対する態度が優生思想に対するリトマス紙に近い位置づけとなった。「内なる優生思想」という彼らの問題提示のあり方がそれを象徴している、と言ってよい。

こうした批判を背景に、日本では、出生前診断について語る際、つねに神経をとがらせてきた。日本のこうした姿勢は、一方で、英語圏諸国からは、「中絶一般を認めておいて、選択的中絶だけをことさら問題にするのは非合理だ」と奇異な目で見られた。しかし他方で、同じ西側先進国でも、ドイツでは、日本で七〇年代に出されたのと同じ批判が八〇年代になって出生前診断に対して向けられ、七〇年代に導入された胎児条項が九〇年代になって削除されている。このような違いはあるが、日本を含め西側諸国の見解は、前述のように「誘導的な要因が一切ない条件の下での自己決定」というところで一致を見ていると言ってよいだろう。

歴史を振り返ると、科学者は政治・社会的文脈にあまりに鈍感で、視野の狭い善意から新技術の応用を力説しすぎる傾向があったし、これからもそのような場面は出てくるだろう。たとえば、先にふれたテーラーメイド医療の場合で考えるとこうなる。DNAチップを駆使して、個々人に対して可能なかぎりの遺伝的変異をスクリーニングにかけ、その情報を医療や健康管理に応用しようとするとどうなるか。それは内なる自然の一角であるゲノムについての情報を可能な限り取り出そうとすることである。全人類にとって標準的な全DNA配列がヒトゲノムだとすると、それぞれは個々人のゲノム、「個＝ゲノム」ということになる。これは、広大な未発現の部分を含んだ個々人の遺伝型（genotype）の世界であり、さまざまな遺伝病の因子だけではなく、慢性疾患の可能性やそのタイプ、がんの発病しやすさ、精神疾患の可能性やタイプなどを、確率のかたちではじき出すものになる。

第二章や第三章で論じられたようなかつての近代福祉国家であれば、あくまで個々人は表現型(phenotype)であり、その社会の経費が最小となるよう、未発現段階にある個＝ゲノムの情報を活用することを当然考えたであろう。たとえば、これまでは管理不能であったごく頻度の低い劣性遺伝病の保因者同士の結婚が事前に判別できるようになり、また遺伝と環境の相互作用についての計算結果が、公衆衛生や保健行政ならまだしも、へたをすると教育行政に利用される可能性も出てくるかもしれない。論理的には優生政策の範疇に入るとしても、このような発想を否定しきるのはなかなか困難である。むしろ、一〇〇年前、プレッツが描いた、遺伝子型での操作に淘汰を投影してしまう優生社会の理想がより容易に実現しうる社会が間近になった、とも解釈できる。

体系的懐疑の目と畏怖の感覚を

しかし、ポストモダン社会を実現してしまった高度先進社会においては、たぶんこれとは別の光景が展開されるであろう。「内なる自然」をフロンティアと定めた先進国経済は、自己決定と消費者主権の名の下に、これまで医療の周辺に位置した、遺伝情報の提供やそのケア・細胞補塡《ほてん》などによる肉体の改善・次世代の選択などに関連する技術を、サービスとして産業化しようとするだろう。もしこれを、すでにアメリカ社会が想定しているように、個々人の人生設計に必要な情報提供のための単なるサービス業とみなすのであれば、プライバシーそのものと言ってよい個＝ゲノム情報は、いずれ社会に漏れ出てゆくだろう。世の中にあまたある運勢や星占いよりは科学的根拠があるものとして、いわばスマートな不安産業として、個＝ゲノム情報関連サービスが隆盛を極めるかもしれない。

生殖における次世代の選別や、肉体の改良が、個々人の嗜好にゆだねられ、これに応じるサービスが拡大することは、二〇世紀までは不可侵・不可触とされていた領域をも産業化の対象に繰り込むことである。完全な次世代を得ようとする欲望に対しては、環境ホルモンなどを理由に、かつて優生学が「生殖毒」と呼んだものへの過敏すぎる関心を刺激し、さまざまな「需要」が掘り起こされる可能性がある。

「内なる自然」の商業化に対して、禁欲的な線引きを切実に望むときがきっとくるに違いない。産業化の企て自体、失敗に終わるかもしれない。しかし、それはそれで荒涼たる価値観を残すことになる。

それを未然に防ぐための視点を獲得するには、本書で述べてきたような、古典的な「福祉国家」が採用した国という立場からの過剰な合理性や、現代における、アメリカ的な過度に楽天的な商業化の動きなどに対して、体系的懐疑の目を意識的にもちつづけることである。七〇年代の知識人が抱いた、畏怖の感覚を呼びさますことである。と同時に、ドイツやスウェーデンでなされた強制不妊手術の被害者に対する補償(第二、三章参照)のように、過去の何が問題であったのかを明らかにし、それらを一つ一つ清算していくことが必要である。

しかしそれ以前に、このような潮流に対する体系的な批判や懐疑が存在しない現状の不気味さに、まず気づくことである。「地獄への道は善意で敷き詰められている」、この格言を心に刻み込むべきときかもしれない。

おわりに

この本の出発点となった当初の企画は、最先端の医療技術をわかりやすく解説し、その倫理的問題を考える本というものであった。しかし作業を始めてみると、最先端の医療技術の啓蒙書は少なくない反面、倫理問題については扱いがある型にはまっており、それが現代社会が直面する問題の本質をうまくすくいとっていないのではないか、と思うようになった。

先端医療の倫理問題を語るには定番の型がある。新しい医療技術による「生命操作」と、これに対する歯止めとしての「おぞましいナチス優生政策の体験」という構図である。生命科学の世紀とされる二一世紀のはじまりに際して、これまで広く受け入れられてきたこの議論の枠組みがはたしてどこまで有効か、疑ってみる必要があるのではないか。そうだとすれば、二〇世紀において代表的な国々で展開された優生学の客観的な姿をまず明らかにし、そのうえで、近未来にわれわれが直面するであろう諸問題を整理し直してみることが大切だと考えた。

勝島次郎、市野川容孝、米本昌平は、他の仲間とともに、『先進諸国における生殖技術への対応――ヨーロッパとアメリカ、日本の比較研究』(『Studies 生命・人間・社会 No.2』三菱化学生命科学研究所、一九九四年)をまとめ、生殖技術の規制政策の比較研究を行ってきたが、この過程で、背後にある隠れた課題として、二〇世紀全体のなかでの優生学の比較研究の重要性を感じとっていた。この三人に、第二次世界大戦をまたいだ日本の優生政策の研究に取り組んできた松原洋子が加わることで、イギリス・アメリカ・ドイツ・北欧・フランス・日本の優生政策について、最新の成果を織り込んだ本書をまとめることができた。それぞれが担当した国の優生学史を書き下ろし、数回、相互に読み合わせを行った。

新書という限られた紙面の中に、二〇世紀の優生学史の俯瞰《ふかん》図を描くことは冒険であったが、これまでの優生学論とは違う、世界的にも類書のない本ができたとひそかに自負している。優生学の実像が、優生政策をナチスのそれに集約させてしまう旧来の解釈図式からはるかに隔たった、「合理的な近代化政策」の一種であったことを明確に論証してみせたことが、本書の特徴の一つである。そして、これを踏まえたうえで、優生学的危険と言われてきた問題の核心を、二一世紀社会に向かってどう有効でかつ過不足ないかたちで漉《こ》しとることができるか、これが次にわれわれに課せられた課題であろうと考えている。

長い間、さまざまなかたちでお世話になった編集担当の堀沢加奈氏に、執筆者を代表して心から御礼申し上げる。

二〇〇〇年六月　　　　執筆者を代表して　米本昌平

著者略歴

米本昌平（よねもと・しょうへい）
一九四六年生まれ。京都大学理学部卒業。現在、東京大学教養学部客員教授。専攻は、科学史・科学論。著書に『バイオポリティクス』―中公新書、『地球環境問題とは何か』―岩波新書、『独学の時代』―NTT出版など。

松原洋子（まつばら・ようこ）
一九五八年生まれ。お茶の水女子大学大学院人間文化研究科博士課程修了。現在、立命館大学大学院先端総合学術研究科教授。専攻は、生物学史・医学史。著書に『母体保護法とわたしたち』（共著）―明石書店、論文に「中絶規制緩和と優生政策強化」（『思想』第八八六号、一九九八年）など。

橳島次郎（ぬでしま・じろう）
一九六〇年生まれ。東京大学大学院社会学研究科博士課程修了。現在、生命倫理政策研究会共同代表。専攻は、先端医療を中心とする科学技術政策論。著書に『脳死・臓器移植と日本社会』―弘文堂、『先端医療のルール』（NIRA大来政策研究賞受賞）―講談社現代新書―など。
http://homepage3.nifty.com/kinmokusei04/nudeshima/top.html

市野川容孝（いちのかわ・やすたか）
一九六四年生まれ。東京大学大学院社会学研究科博士課程退学。現在、東京大学大学院総合文化研究科教授。専攻は、医療社会学。著書に『身体／生命』―岩波書店、『医療社会学を学ぶ人のために』（共著）―世界思想社、『障害学への招待』（共著）―明石書店―など。

横塚晃一『母よ！殺すな』すずさわ書店、1975年
吉益脩夫『優生学の理論と実際』南江堂、1940年
米津知子「女性と障害者」斎藤有紀子編著『母体保護法とわたしたち』明石書店、2000年
米本昌平『知政学のすすめ』中公叢書、1998年
「らい予防法」違憲国家賠償請求西日本弁護団編『九〇年目の真実』かもがわ出版、1999年
若林敬子『現代中国の人口問題と社会変動』新曜社、1996年
Otsubo, Sumiko "Feminist Maternal Eugenics in Wartime Japan," *U.S.-Japan Women's Journal,* no. 17, 1999
『あゆみ』付録、特集：優生保護法改定案反対への闘い!!——「青い芝」神奈川県連合会の行動の記録、「青い芝」神奈川県連合会、第19号、1973年
『インパクション』第97号（特集：優生保護法と自己決定権）インパクト出版会、1996年

終章——生命科学の世紀はどこへ向かうのか

ダニエル・J・ケブルス、リーロイ・フード（編）『ヒト遺伝子の聖杯』アグネ承風社、1997年
Caulfield, T. A. & Bryn Williams-Jones (Ed.) *The Commercalization of Genetic Research,* Kluwer, 1999
Watson, J. D. *A Passion for DNA,* Cold Spring Harbor Laboratory Press, 2000.

大学出版会、1984年
永井潜『民族の運命』村松書店、1948年
中谷瑾子『21世紀につなぐ生命と法と倫理』有斐閣、1999年
西内正彦「日本の母子保健の揺籃」『世界と人口』1982年1月—11月号、1982年
日母先天異常調査委員会・日母母子保健部（先天異常）『先天異常調査』日本母性保護医協会（非売品）、1993年
日本学術会議生物科学研究連絡委員会・遺伝学分科会「人類遺伝学将来計画」『人類遺伝学雑誌』第19巻第3号、1974年
野口悠紀雄『一九四〇年体制』東洋経済新報社、1995年
野間伸次「『健全』なる大日本帝国」『ヒストリア』第120号、1988年
兵庫県衛生部不幸なこどもの生まれない対策室『幸福への科学』のじぎく文庫、1973年
平原史樹・住吉好雄・田中政信・朝倉啓文・水口弘司「先天異常モニタリング」『産婦人科治療』第74巻第4号、1997年
廣嶋清志「現代人口政策史小論(2)——国民優生法における人口の質政策と量政策」『人口問題研究』第160号、1981年
廣嶋清志「人口問題の質的側面」南亮三郎・濱英彦編『人口問題の基本考察』千倉書房、1983年
福本英子『危機の遺伝子』技術と人間、1983年
藤野豊『日本ファシズムと医療』岩波書店、1993年
藤野豊『日本ファシズムと優生思想』かもがわ出版、1998年
藤目ゆき『性の歴史学』不二出版、1997年
母子保健対策懇談会「母子保健綜合対策の確立に関する意見書」『小児保健研究』第26巻第3号、1968年
松原洋子「民族優生保護法案と日本の優生法の系譜」『科学史研究』第36巻、1997年
松原洋子「〈文化国家〉の優生法」『現代思想』第25巻第4号、1997年
松原洋子「中絶規制緩和と優生政策強化」『思想』第886号、1998年
松原洋子「戦時期日本の断種政策」『年報　科学・技術・社会』第7巻、1998年
松原洋子「優生学」『現代思想臨時増刊号　現代思想のキーワード』第28巻第3号、2000年
松原洋子「優生学批判の枠組みの検討」原ひろ子・根村直美編『「健康」と「ジェンダー」「ジェンダーと健康」研究プロジェクト（平成8年度—11年度）報告書』お茶の水女子大学ジェンダー研究センター、2000年
丸本百合子・山本勝美『産む／産まないを悩むとき』岩波ブックレット、1997年
やぎみね『女からの旅立ち』批評社、1986年
山口研一郎編『操られる生と死』小学館、1998年
ヤンソン柳沢由実子『リプロダクティブ・ヘルス／ライツ』国土社、1997年
横田弘『障害者殺しの思想』ＪＣＡ出版、1979年
横田弘「渡部昇一氏の『神聖な義務』との闘い」『福祉労働』第10号、1981年

厚生省心身障害研究遺伝研究班『心身障害の発生予防に関する遺伝学的研究　研究報告書　昭和51年度』1977年
厚生省大臣官房障害保健福祉部精神保健福祉課監修『我が国の精神保健福祉　平成８年度版』厚健出版、1996年
厚生省大臣官房統計情報部編『優生保護統計報告』厚生統計協会、1999年
厚生省大臣官房統計調査部編『衛生年報』各年版、1947―54年
厚生省保健医療局監修『保健医療六法　平成八年版』中央法規出版、1996年
国際法律家委員会編、広田伊蘇夫・永野貫太郎監訳『精神障害者の人権』明石書店、1996年
近藤和子「女と戦争――母性／家族／国家」『女と男の時空Ｖ　鬩ぎ合う女と男――近代』藤原書店、1995年
斎藤千代「見えない〈道〉――優生保護法の系譜をたずねて　見たこと、考えたこと」『あごら』第28号、1983年
坂井律子『ルポルタージュ　出生前診断』ＮＨＫ出版、1999年
佐藤孝道『出生前診断』有斐閣選書、1999年
社会評論社編集部編『女の性と中絶』社会評論社、1983年
「人口問題審議会の人口資質向上対策に関する決議」『人口問題研究』第86号、1962年
杉山章子『占領期の医療改革』勁草書房、1995年
鈴木善次『日本の優生学』三共出版、1983年
精神医療史研究会『精神衛生法をめぐる諸問題』松沢病院医局病院問題研究会（非売品）、1964年
生命操作を考える市民の会編『生と死の先端医療』解放出版社、1998年
高木正幸『差別用語の基礎知識'96』土曜美術社、1996年
舘稔『日本人口の将来』世界経済調査会、1947年
舘稔「『社会開発』についての解説」『人口問題研究所研究資料』第163号、1965年
立岩真也「はやく・ゆっくり――自立生活運動の生成と展開」安積純子・岡原正幸・尾中文哉・立岩真也『生の技法』増補改訂版、藤原書店、1995年
立岩真也『私的所有論』勁草書房、1997年
玉井真理子「出生前診断・選択的中絶をめぐるダブルスタンダードと胎児情報へのアクセス権」松友了編著『知的障害者の人権』明石書店、1999年
柘植あづみ・市野川容孝・加藤秀一「付録『優生保護法』をめぐる最近の動向」江原由美子編『生殖技術とジェンダー』勁草書房、1996年
柘植あづみ「生殖における女性の自己決定権試論」原ひろ子・根村直美編『「健康」と「ジェンダー」「ジェンダーと健康」研究プロジェクト（平成８年度―11年度）報告書』お茶の水女子大学ジェンダー研究センター、2000年
つむらあつこ「検証・ハンセン病隔離の歴史　第一一回」『ヒューマンライツ』第136号、1999年
利谷信義「戦時体制と家族」福島正夫編『家族　政策と法』第６巻、東京

déontologie *Rapport de la stérilisation chirurgicale,* juin 1996.
Inspection général des affaires sociales *Rapport sur les problèmes posés par les pratiques de stérilisation des personnes handicapées*, mars 1998.
Schneider, W. 'Toward the Improvement of the Human Race: The History of Eugenics in France' *Journal of Modern History 54*: 268-291, 1982.

第五章　日本——戦後の優生保護法という名の断種法

芦野由利子「日本におけるリプロダクティブ・ヘルス／ライツ政策」原ひろ子・根村直美編『「健康」と「ジェンダー」「ジェンダーと健康」研究プロジェクト（平成8年度—11年度）報告書』お茶の水女子大学ジェンダー研究センター、2000年
天笠啓祐『優生操作の悪夢　増補改訂版』社会評論社、1996年
石井美智子「優生保護法による堕胎合法化の問題点」『社会科学研究』第34巻第4号、1982年
石井美智子『人工生殖の法律学』有斐閣、1994年
市野川容孝「汚名に塗れた人々」『みすず』第449号、1998年
上野輝将「出産をめぐる意識変化と女性の権利」『日本女性生活史』第5巻現代、東京大学出版会、1990年
太田典礼『堕胎禁止と優生保護法』経営者科学協会、1967年
大谷藤郎『らい予防法廃止の歴史』勁草書房、1996年
大橋由香子「産む産まないは女《わたし》がきめる——優生保護法改悪阻止運動から見えてきたもの」女性学研究会編『女は世界をかえる』（講座女性学3）勁草書房、1986年
大林道子『助産婦の戦後』勁草書房、1989年
岡田靖雄「国民優生法・優生保護法と精神科医」斎藤有紀子編著『母体保護法とわたしたち』明石書店、2000年
荻野美穂「人工妊娠中絶と女性の自己決定権」原ひろ子・舘かおる編『母性から次世代育成力へ』新曜社、1991年
河東田博「性の権利と性をめぐる諸問題」松友了編著『知的障害者の人権』明石書店、1999年
木田盈四郎『先天異常の医学』中公新書、1982年
木村資生編『遺伝学から見た人類の未来』培風館、1974年
木村資生『生物進化を考える』岩波新書、1988年
厚生省五十年史編集委員会編『厚生省五十年史　記述篇』厚生問題研究会、1988年
厚生省人口問題審議会「最近における人口動向と留意すべき問題点について」（1961年答申）厚生省人口問題審議会編『日本人口の動向』（第2回人口白書）、1974年
厚生省心身障害研究遺伝研究班『母子の健康と遺伝的要因に関する研究　研究報告書　昭和49年度』1975年
厚生省心身障害研究遺伝研究班『心身障害の発生予防に関する遺伝学的研究　研究報告書　昭和50年度』1976年

Arichiv für Rassen- und Gesellschaftsbiologie. Bd.11(1914):449-456.
Schwarz, M. *1995 Sozialistische Eugenik.* Verlag J. H. Dietz Nachfolger.
Trials of War Criminals before Nuernberg Militatary Tribunals. Vol.1. 1949.
Weingart, P. / Kroll, J. / Bayertz, K. *Rasse, Blut und Gene.* Suhrkamp. 1988.
Weindling, P. *Health, Race and German Politics between National Unification and Nazism, 1870-1945.* Cambridge University Press. 1989.

第三章　北欧——福祉国家と優生学

Broberg, G. / Roll-Hansen, N. (Ed.) *Eugenics and the Welfare State.* Michigan State UP. 1996.
Cornils, K. / Wiskemann, B. "Landesbericht Schweden unter Berücksichtigung der nordischen Nachbarländer" in A.Eser / H-G.Koch (Hg.) *Schwangerschaftsabbruch im internationalen Vergleich.* Nomos Verlagsgesellschaft. 1988. Teil 1:1383-1482.
Grossmann, A. "The Debate that will not end: The Politics of Abortion in Germany from Weimar to National Socialism and the Postwar Period" in M. Berg / G. Cocks (Ed.) *Medicine and Modernity.* Cambridge University Press. 1997.
Hofsten,N.v. "Sterilization in Sweden" in *Eugenic Review.* Vol. 19(1937/38):257-260.
Skandinavian Journal of History. Vol.24(1999)-No.2.（北欧を中心とした優生学史の特集号）
Steriliseringsfrågen i Sverige 1935-1975: Ekonomisk erstättning. Stockholm. 1999.
Steriliseringsfrågen i Sverige 1935-1975: Historik belysning, Kartäggning, Intervjuer. Stockholm. 2000.
Weißbach-Rieger, A."Aus einer Kommission für die Genehmigung von Schwangerschaftsabbruchen(in DDR)" in U.Körner(Hg.)*Ethik der menschlichen Frortpflanzung.* Stuttgart. 1992. S. 167-173.
Wildenskov, H. O. "Eugnic Legislation in Denmark" in *Eugenic Review.* Vol.16(1934 / 35):281-282.
Zaremba, M. *De rena och de andra: Om tvångssteriliseringar, rashygien och arvsynd.* Omslag Janna Vettergren. 1999.

第四章　フランス——家庭医の優生学

橳島次郎「フランス『生命倫理法』の全体像」『外国の立法』33巻2号、1994年
Carol, A. *Histoire de l'Eugénisme en France,* Seuil, 1995.
Comité consultatif national d'éthique *Avis No.*49 *sur la contraception chez les personnes handicapées mentales,* avril 1996.
Conseil national de l'Ordre national des médecins, Section éthique et

Erbgesundheitsgeschichte: Dokumentation mit Zeitzeugenberichten. 1997.

Fritz N. "Ich war in der Tötungsanstalt Meseritz-Obrawalde..." in H. Steppe (Hg.), *Krankenpflege im Nationalsozialismus.* Mabuse Verlag. 1989. S.166-179.

Fritz N."Trotz nazistischer Verfolgung nicht anerkannt." in F. Christoph / H.Illiger (Hg.), *Notwehr: Gegen die neue Euthanasie.* Parnus Verlag. 1993. S.260-267.

Goldscheid,R. *Höhenentwicklung und Menschenökonomie: Grundlegung der Sozialbiologie.* Leipzig. 1911.

Grotjahn, A. *Der Wehrbeitrag der deutschen Frau.* Bonn. 1915.

Grotjahn, A. *Die soziale Pathologie.* 3. Aufl. Berlin. 1923.

Grotjahn, A. *Die Hygiene der menschlichen Fortpflanzung.* Urban & Schwarzenberg. 1926.

Gütt, A u. a. *Blutschutz und Ehegesundheitsgesetz.* München 1937.

Hirsch, M. "Staatskinder" in *Vorwärts* 28.12.1918.

Labisch, A. "Neue Quellen zum gesundheitspolitischen Programm der MSPD von 1920 / 22" in *Internationale Wissenschaftliche Korrespondenz zur Geschichite der Arbeiterbewegung.* Bd. 16 (1980): 221-247.

Labisch, A. / Tennstedt, F. *Der Weg zum "Gesetz über die Vereinheitlichung des Gesundheitswesens" vom 3. Juli1934.*(2 Bde.)Düsseldorf. 1985.

Lenz,F. *Menschliche Auslese und Rassenhygiene (Eugenik).* (4. Aufl.) München. 1932.

Meyer, L. *Gesundheitspolitik im "Vorwärts" 1918-1933.* (Inaugural-Dissertation) Berlin. 1986.

Müller, J. *Sterilisation und Gesetzgebung bis 1933.* Matthiesen Verlag. 1985.

Ploetz, A. *Die Tüchtigkeit unserer Rasse und der Schutz der Schwachen: Rassen-Hygiene Theil 1.* Berlin. 1895.

Ploetz, A. "Die Begriffe Rasse und Gesellschaft und einige damit zusammenhängenden Probleme" in *Verhandlungen des ersten deutschen Soziologentages.* 1911. S.111 ff.

Ploetz, A. "Rassenhygiene und Krieg" in *Archiv für Rassen- und Gesellschaftsbiologie.* Bd.29 (1935): 363-366.

Rüther, M. "Die Reichsärzteordnung vom 13. Dezember 1935 und ihre Auswirkungen auf die ärztliche Standespolitik" in *Deutsches Ärzteblatt.* Bd. 94 (1997): 336-340. 390-394.

Schallmayer, W. *Über die drohende körperliche Entartung der Kulturmenschheit.* (1.Auf.) 1891.→ *Die drohende physische Entartung der Kulturvölker.* (2.Aufl.) Berlin. 1895.

Schallmayer, W. *Vererbung und Auslese im Lebenslauf der Völker.* Jena. 1903.

Schallmayer, W. "Unzeitmäßige Gedanken über Europas Zukunft" in

参考文献

全般／いくつかの章に共通な文献

市野川容孝「福祉国家の優生学」『世界』1999年５月号
米本昌平『遺伝管理社会』弘文堂、1989年
シュテファン・キュール『ナチ・コネクション』明石書店、1999年
ダニエル・J・ケヴルズ『優生学の名のもとに』朝日新聞社、1993年
マーク・B・アダムズ（編）『比較「優生学」史』現代書館、1998年

第一章　イギリスからアメリカへ——優生学の起源

スティーヴン・J・グールド『人間の測りまちがい』河出書房新社、1989年
Allen, G. E.; The Eugenics Record Office at Cold Spring Harbor, 1910-1940, *OSIRIS*, 2, 225-264, 1986.
Barkan, A. *The Retreat of Scientific Racism*. Cambridge University Press, 1992.
Chase, A. *The Legacy of Malthus*, Alfred A. Knopf, 1977.
Ludmerer, K. M. *Genetics and American Society*, Johns Hopkins University Press, 1972.
Reilly, P. R. *The Surgical Solution*, Johns Hopkins University Press, 1991.
Searle, G. R. *Eugenics and Politics in Britain 1900-1914*, Noordhoff IP, 1976.

第二章　ドイツ——優生学はナチズムか？

市野川容孝「性と生殖をめぐる政治」江原由美子（編）『生殖技術とジェンダー』勁草書房、1996年、163-217頁
市野川容孝「社会的なものの概念と生命」『思想』2000年２月号
エルンスト・クレー『第三帝国と安楽死』批評社、1999年
小俣和一郎『ナチス　もう一つの大罪』人文書院、1995年
河島幸夫『戦争・ナチズム・教会』新教出版社、1993年
木畑和子「第二次大戦下のドイツにおける『安楽死』問題」(『1939　ドイツ第三帝国と第二次世界大戦』同文舘、1989年、所収)
クラウス・ドゥルナー「精神病院の日常とナチズム期の安楽死」『イマーゴ』1996年９月号（Vol.7-10）
クリスティーネ・テラー・小俣和一郎・野田正彰「医学・精神医学と戦争責任」『世界』2000年１月号（第670号）
ヒュー・G・ギャラファー『ナチスドイツと障害者「安楽死」計画』現代書館、1996年
南利明『ナチス・ドイツの社会と国家』勁草書房、1998年
Binding, K. / Hoche, A. *Die Freigabe der Vernichtung des lebensunwertn Lebens*. Leipzig. 1920.
Bund der "Euthanasie"-Geschädigten und Zwangssterilisierten e. V.

講談社現代新書　1511

優生学《ゆうせいがく》と人間社会《にんげんしゃかい》　生命科学《せいめいかがく》の世紀《せいき》はどこへ向《む》かうのか

二〇〇〇年七月二〇日第一刷発行　二〇二五年四月二日第一五刷発行

著　者　米本昌平《よねもとしょうへい》＋松原洋子《まつばらようこ》＋橳島次郎《ぬでしまじろう》＋市野川容孝《いちのかわやすたか》

発行者　篠木和久
発行所　株式会社講談社
東京都文京区音羽二丁目一二―二一　郵便番号一一二―八〇〇一
電　話　〇三―五三九五―三五二一　編集（現代新書）
〇三―五三九五―五八一七　販売
〇三―五三九五―三六一五　業務
カバー・表紙デザイン　中島英樹
印刷所　株式会社ＫＰＳプロダクツ
製本所　株式会社ＫＰＳプロダクツ
定価はカバーに表示してあります　Printed in Japan

N.D.C. 498　286p　18cm
ISBN4-06-149511-9

「講談社現代新書」の刊行にあたって

教養は万人が身をもって養い創造すべきものであって、一部の専門家の占有物として、ただ一方的に人々の手もとに配布され伝達されうるものではありません。

しかし、不幸にしてわが国の現状では、教養の重要な養いとなるべき書物は、ほとんど講壇からの天下りや単なる解説に終始し、知識技術を真剣に希求する青少年・学生・一般民衆の根本的な疑問や興味は、けっして十分に答えられ、解きほぐされ、手引きされることがありません。万人の内奥から発した真正の教養への芽ばえが、こうして放置され、むなしく滅びさる運命にゆだねられているのです。

このことは、中・高校だけで教育をおわる人々の成長をはばんでいるだけでなく、大学に進んだり、インテリと目されたりする人々の精神力の健康さえもむしばみ、わが国の文化の実質をまことに脆弱なものにしています。単なる博識以上の根強い思索力・判断力、および確かな技術にささえられた教養を必要とする日本の将来にとって、これは真剣に憂慮されなければならない事態であるといわなければなりません。

わたしたちの「講談社現代新書」は、この事態の克服を意図して計画されたものです。これによってわたしたちは、講壇からの天下りでもなく、単なる解説書でもない、もっぱら万人の魂に生ずる初発的かつ根本的な問題をとらえ、掘り起こし、手引きし、しかも最新の知識への展望を万人に確立させる書物を、新しく世の中に送り出したいと念願しています。

わたしたちは、創業以来民衆を対象とする啓蒙の仕事に専心してきた講談社にとって、これこそもっともふさわしい課題であり、伝統ある出版社としての義務でもあると考えているのです。

一九六四年四月　　野間省一